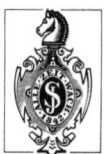

C. Faure Ph. Merloz

Zugänge für die Fixateur-externe-Osteosynthese

Atlas anatomischer Querschnitte

Übersetzt von Th. Lederer

Mit 127 zum größten Teil farbigen Abbildungen

Springer-Verlag
Berlin Heidelberg New York
London Paris Tokyo

Professor Dr. Claude Faure
Professor der Anatomie, orthopädischer Chirurg
an der Universität Grenoble

Dr. Philippe Merloz
Orthopädischer Chirurg am „Centre Hospitalier
Régional et Universitaire" in Grenoble

Service d'Orthopédie-Traumatologie
Hôpital Nord, BP 217 X, F-38043 Grenoble Cedex

Übersetzer: Thomas Lederer, Erzäcker Weg 1, D-6900 Heidelberg

---

Titel der französischen Originalausgabe: *Transfixion des membres*.
© Springer-Verlag Berlin Heidelberg 1987

Englische Übersetzung: *Transfixation*
© Springer-Verlag Berlin Heidelberg 1987

CIP-Kurztitelaufnahme der Deutschen Bibliothek.
Faure, Claude: Zugänge für die Fixateur-externe-Osteosynthese: Atlas anatom.
Querschn. / C. Faure; Ph. Merloz. Übers. von Th. Lederer. - Berlin; Heidelberg;
New York; London; Paris; Tokyo: Springer, 1987
Engl. Ausg. u.d.T.: Faure, Claude; Transfixation. -
Franz. Ausg. u.d.T.: Faure, Claude: Transfixion des membres
ISBN-13: 978-3-642-72627-9   e-ISBN-13: 978-3-642-72626-2
DOI: 10.1007/ 978-3-642-72626-2
NE: Merloz, Philippe:

Dieses Werk ist urheberrechtlich geschützt. Die dadurch begründeten Rechte,
insbesondere die der Übersetzung, des Nachdrucks, des Vortrags, der Entnahme von
Abbildungen und Tabellen, der Funksendung, der Mikroverfilmung oder der
Vervielfältigung auf anderen Wegen und der Speicherung in Datenverarbeitungs-
anlagen, bleiben, auch bei nur auszugsweiser Verwertung, vorbehalten. Eine
Vervielfältigung dieses Werkes oder von Teilen dieses Werkes ist auch im Einzelfall nur
in den Grenzen der gesetzlichen Bestimmungen des Urheberrechtsgesetzes der
Bundesrepublik Deutschland vom 9. September 1965 in der Fassung vom 24. Juni 1985
zulässig. Sie sind grundsätzlich vergütungspflichtig. Zuwiderhandlungen unterliegen
den Strafbestimmungen des Urheberrechtsgesetzes.

© Springer-Verlag Berlin Heidelberg 1987
Softcover reprint of the hardcover 1st edition 1987

Die Wiedergabe von Gebrauchsnamen, Handelsnamen, Warenbezeichnungen usw. in
diesem Werk berechtigt auch ohne besondere Kennzeichnung nicht zu der Annahme,
daß solche Namen im Sinne der Warenzeichen- und Markenschutz-Gesetzgebung
als frei zu betrachten wären und daher von jedermann benutzt werden dürfen.
Produkthaftung: Für Angaben über Dosierungsanweisungen und Applikationsformen
kann vom Verlag keine Gewähr übernommen werden. Derartige Angaben müssen
vom jeweiligen Anwender im Einzelfall anhand anderer Literaturstellen auf ihre
Richtigkeit überprüft werden.

Reproduktion der Abbildungen: Gustav Dreher, Württembergische Graphische
Kunstanstalt GmbH, Stuttgart
Gesamtherstellung: Appl, Wemding. 2124/3140-543210

Professor François Calas
in memoriam

Geleitwort

In den letzten 25 Jahren hat sich die Fixateur-externe-Technik kontinuierlich verbessert, sowohl in bezug auf die Indikationsstellung und Fixationstechnik als auch im Hinblick auf die Toleranz und Stabilität der Implantate.
Die Verbreitung der von G. A. Ilizarov weiterentwickelten Methode und Technik und deren gute Operationsresultate haben in Europa zu einer starken Zunahme jener Chirurgen geführt, die „Banderillos" setzen.
Nicht nur bei schwierigen klinischen Situationen, wie z. B. bei schweren Brüchen der äußeren Extremitäten und ihren Folgen, kann der Fixateur externe eingesetzt werden, sondern auch zur Korrektur angeborener Skelettmißbildungen.
Als eine der ersten Kliniken in Frankreich haben wir die Fixateur-externe-Technik nach Ilizarov angewandt. Dabei ist uns sehr bald bewußt geworden, daß dazu ein aktuelles anatomisches Wissen unabdingbar ist, um der Gefahr neurovaskulärer Läsionen bei der Einführung der verschiedenen Nägel zu begegnen.
Die anatomischen Querschnitte in den herkömmlichen Büchern über topographische Anatomie sind oft zu wenig detailliert oder aber zu schematisch, als daß sie dem Chirurgen als Anleitung für diese besondere Osteosynthesetechnik dienen könnte.
Aus diesem Grunde haben meine Kollegen Claude Faure und Philippe Merloz Serien anatomischer Querschnitte der wichtigsten Segmente der Extremitäten erstellt und analysiert.
Die Farbabbildungen der Querschnitte zeigen, wie Form und Lage der Knochen und neurovaskulären Bündel sich oft von dem unterscheiden, was a priori angenommen wird.
Jede Photographie hat auf der gegenüberliegenden Seite als Ergänzung eine schematische Strichabbildung, in der die Orientierungspunkte und die erlaubten und verbotenen Zugangszonen gezeigt werden.
Computertomographien normaler anatomischer Strukturen ergänzen den Atlas und können bei schweren Deformitäten helfen, topographische normale zu erkennen. Claude Faure und Philippe Merloz haben mit diesem Buch eine wichtige Lücke geschlossen. Es ist das Ergebnis einer hervorragenden Zusammenarbeit ihres Teams.

Grenoble, Januar 1987   Jean Butel

Vorwort

Der Entschluß, einen Atlas von anatomischen Querschnittbildern der Extremitäten unter dem Aspekt der externen Fixierung (Transfixation) herzustellen, entstand unter folgenden Gesichtspunkten: Das Bedürfnis für einen solchen Atlas hat sich aus der zunehmenden Verwendung von neuen Materialien zur externen Fixierung, die unlängst in Europa eingeführt wurden, ergeben. Diese Instrumentarien werden in mehreren Ebenen mit langen, dünnen, radial angeordneten Stiften durch den Knochen geführt. Aufgrund der Vielzahl der sich kreuzenden Nägel und der Durchdringung der gesamten Extremität entsteht ein höheres Verletzungsrisiko als bei der Verwendung des einfacheren Fixateur externe, der die Weichteile nur einseitig durchbohrt.
Im traditionellen Unterricht der topographischen Anatomie werden nur wenige anatomische Querschnitte herangezogen. Orthopädische Chirurgen und Traumatologen aber benötigen eine detaillierte Kenntnis solcher Schnitte durch die Extremitäten. Auch wird auf den anatomischen Zeichnungen dieser Querschnitte oft der Umfang der neurovaskulären Strukturen unterschätzt und die Lage der knöchernen Elemente zentraler dargestellt, als sie in Wirklichkeit ist.
Bevor der Chirurg die transfixierenden Nägel des Fixateur externe einbringt, muß er – neben der axialen Anordnung – die geeigneten Stellen so wählen, daß die Nägel den Knochen und die gesamte Extremität durchdringen, ohne die größeren Gefäße, Nerven und Sehnen zu verletzen oder in die Gelenkhöhlen einzudringen. Dazu muß er genaue Informationen über die anatomischen Strukturen haben.
Die Originalität dieses Buches liegt in der Beschreibung der Hautzonen, von denen aus die Transfixation entweder sicher durchführbar oder gefährlich ist. Daher wurden die Schnitte durch die Extremitätenabschnitte gelegt, die in der Regel für den Chirurgen zur externen Fixierung in Frage kommen.
Die Muskeln werden unvermeidbar von den Nägeln durchbohrt, wodurch ihre Kontraktionsfähigkeit vermindert wird. Bei Kenntnis der betroffenen Muskeln ist es möglich, durch eine entsprechende Plazierung der Nägel den Verlust der Beweglichkeit im Gelenk auf ein Mindestmaß zu beschränken.
Diesem Konzept gemäß enthält unser Atlas Photographien von anatomischen Querschnitten normaler Extremitäten mit Bilderklärungen und zu jeder Photographie eine gegenübergestellte Skizze, in der die zur externen Fixierung sicheren und gefährlichen

Areale angegeben sind. In einer kurzen Erläuterung zu jeder Skizze werden die zu schonenden Strukturen hervorgehoben und es werden die Zonen auf der Haut genau beschrieben, von denen aus das Einbringen der Nägel ohne Risiko möglich ist.

Es muß betont werden, daß dies ein Atlas von Querschnitten der normalen Anatomie ist. Die Skelettdeformationen, die von der externen Fixierung zu korrigieren sind, können jedoch die Lage der Gefäß-Nerven-Stränge verändert haben. Das muß bei erheblichen Deformationen berücksichtigt werden. Deswegen haben wir den Atlas mit computertomographischen Bildern der Querschnittebenen – die von normalen Extremitäten angefertigt wurden – ergänzt, auf denen die Gefäß-Nerven-Bündel markiert sind.

Es bleibt noch anzumerken, daß in diesem Atlas nicht die Technik der externen Fixierung dargestellt wird. Seine Absicht ist nicht, die für bestimmte Skelettdeformationen geeigneten Nagelplazierungen oder die Montageformen des Fixateurs zu beschreiben. Der Atlas soll für den Chirurgen ein Führer durch die Extremitätenanatomie sein, der ihm die optimale Einbringung der Nägel zum Wohle des Patienten erleichtert.

Dieser Atlas ist das Ergebnis der Zusammenarbeit der Chirurgen der Abteilung für Orthopädie und Traumatologie des Centre Hospitalier Régional et Universitaire in Grenoble unter der Leitung von Professor J. Butel und dem Anatomischen Institut der Medizinischen Fakultät der Universität Grenoble (Professor Y. Bouchet).

Die Computertomogramme wurden in der Abteilung für Radiologie des Centre Hospitalier Régional et Universitaire unter der Leitung von Professor M. Coulomb angefertigt.

Wir danken Dr. F. Farizon für seine Unterstützung bei der Präparation der Schnitte.

Grenoble, im Mai 1987   C. Faure und Ph. Merloz

Inhalt

Präparation und Analyse der Querschnitte 1

A. Querschnitte der Schulter und des Oberarms ... 3

B. Querschnitte des Unterarms 29

C. Querschnitte des Oberschenkels 65

D. Querschnitte des Unterschenkels 95

Sachverzeichnis 121

    Schulter und Oberarm 122

    Unterarm 124

    Oberschenkel 126

    Unterschenkel 128

Präparation und Analyse der Querschnitte

Die Bestimmung der Hautzonen, die einen sicheren Zugang zur Transfixation des Knochens bieten, erfolgte an der Leiche eines Erwachsenen ohne Deformation oder Achsenfehlstellung der Extremitäten. Bei der Präparation wurde in folgenden Schritten vorgegangen:

1. Lagerung der Extremitäten

Die Extremitäten wurden in Extensionslage gebracht, um den Verhältnissen während der Operation möglichst nahe zu kommen. Die Hüfte wurde in leichter Abduktion (15-20°) und ohne Rotationsstellung gelagert. Die obere Extemität wurde in stärkerer Abduktion (45°) mit dem Unterarm in Supinationsstellung positioniert.

2. Markierungspunkte und Hilfslinien

Es ist notwendig, Markierungspunkte, die tastbar und sichtbar sind, und einfach zu bestimmende Hilfslinien zu verwenden, mit denen auf der Haut die Abgrenzungen der zur Transfixation geeigneten Areale lokalisiert werden können. Nach Identifizierung der tastbaren Knochenpunkte wurden auf jedem Extremitätenabschnitt mit einem dauerhaften Farbstift drei in Längsrichtung verlaufende Linien aufgezeichnet: eine ventrale, fast mediane, eine laterale und eine medial liegende.

3. Einfrierung

Die Schnitte können erst nach Einfrierung der Leiche durchgeführt werden, davor erfolgte eine Infusion mit 10%iger Formaldehydlösung. Durch diese Fixation wird einer Deformation der Schnitte nach dem Auftauen vorgebeugt. Während des Einfrierens wurde jeglicher Druck auf die dorsale Auflagefläche der Extremitäten vermieden, um ihre Deformation zu verhindern. Die Leiche wurde dann bis auf $-30\,°C$ tiefgefroren.

4. Axiale Markierung

Die Schnittebenen wurden nach Lokalisierung im Röntgenbild mit Hilfe eines auf der Extremität befestigten Metallgitters auf der Haut markiert.

5. Anfertigung der Schnitte

Bei einer Temperatur von $-30\,°C$ sind anatomische Schnitte gut durchzuführen; sie erfolgten senkrecht zur Längsachse der Extremitäten. Die Schnitte, jeder 13-15 mm dick, wurden dann aufgetaut, vorsichtig gewaschen sowie mit einer Bürste gereinigt und dann in 10%iger Formaldehydlösung aufbewahrt.

2 Präparation und Analyse der Querschnitte

6. Schnittanalyse

Auf jedem Schnitt wurden die drei Hilfslinien festgestellt und mit einer Nadel markiert. Auch die Frontal- und Sagittalebene wurde so bestimmt. Die distalen Schnittflächen wurden photographiert. Die Wahl dieser Fläche erlaubt einen eventuellen Vergleich mit Computertomogrammen. Die Skelettachse befindet sich meistens weder am Schnittpunkt der Frontal- und Sagittalebene, noch im Zentrum des Schnitts. Die Mitte des Markkanals als Ziel der transfixierenden Nägel wurde markiert, die oberflächlichen und tiefen Gefäße, die Nervenstränge, Sehnen, Muskeln und Gelenke wurden genau identifiziert. Somit konnten die Sektoren auf der Schnittfläche, in denen die Transfixation entweder sicher durchführbar oder aufgrund bestimmter anatomischer Strukturen gefährlich ist, leicht auf folgende Weise ermittelt werden: Es wurde um die Markhöhle als Zentrum eine gerade Linie, die den transfixierenden Nagel simulierte, um 360° gedreht. Die so auf der Schnittfläche erhaltenen Areale stellen an der Oberfläche Hautzonen dar, deren Grenzen mit Bezug auf die Hilfslinien lokalisiert wurden. In der Regel können auf dem Umfang jedes Schnitts vier Hautzonen, abwechselnd zur externen Fixierung sichere oder gefährliche, ausgemacht werden.

Neben den zur externen Fixierung geeigneten Arealen gibt es schmale Bereiche, wo die Transfixation noch möglich ist. Sie befinden sich i. allg. zwischen sich naheliegenden anatomischen Strukturen. Deswegen ist die Transfixation hier weniger sicher und wir gehen darauf nicht weiter ein.

Eine Besonderheit zeigt der Unterarm, weil die zwei Unterarmknochen entweder separat oder kombiniert fixiert werden können. In diesem Abschnitt wurden die sicheren Areale und Hautzonen sowohl für die kombinierte als auch für die separate Fixierung von Radius und Ulna angegeben.

7. Zusammenfassung der Hautzonen

Da die einzelnen Schnittebenen mit ihren festgelegten Hautzonen wieder auf der Längsachse angeordnet werden, können diese zu mehr oder weniger longitudinal auf der Hautoberfläche der Extremität verlaufenden Bändern zusammengesetzt werden, in denen die Einbringung der Nagelstifte entweder sicher oder gefährlich ist. Beim chirurgischen Eingriff kann ihr Verlauf leicht mit Bezug auf die knöchernen Markierungspunkte und die Hilfslinien aufgezeichnet werden.

8. Computertomogramme

Auf den gleichen Ebenen der anatomischen Schnitte wurden computertomographische Bilder hergestellt. Auf ihnen wurden auch die Hilfslinien deutlich gekennzeichnet.

A. Querschnitte der Schulter und des Oberarms

4 Querschnitte der Schulter und des Oberarms

Schnittebenen

Die neun Querschnitte sind in vier Gruppen geordnet, die den zur externen Fixierung des Humerus in der Regel geeigneten Knochenabschnitten entsprechen.

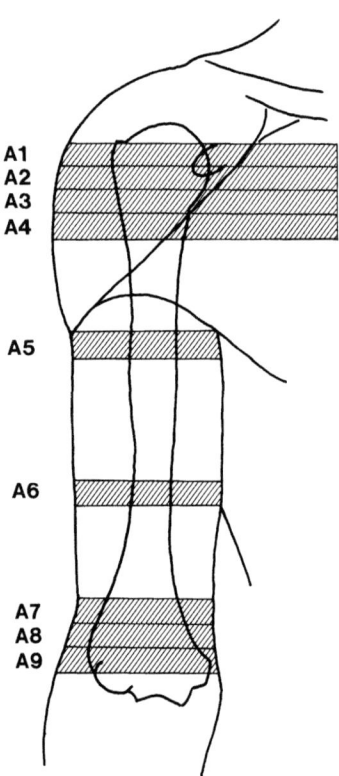

Proximale Epiphyse und Metaphyse (A1-A4)

Die vier Schnittebenen liegen in Höhe des Humeruskopfes, der beiden Tubercula und des Collum chirurgicum des Humerus.

Proximale Diaphyse (A5)

Dieser Schnitt liegt am Übergang des proximalen zum mittleren Drittel der Humerusdiaphyse oberhalb vom Ansatz des M. deltoideus.

Distale Diaphyse (A6)

Der Schnitt liegt am Übergang vom mittleren zum distalen Drittel des Humerusschafts, nahe am Ursprung des M. brachioradialis.

Distale Metaphyse und Epiphyse (A7-A9)

Diese drei Schnitte verlaufen durch die distale Verbreiterung des Humerus (Condylus humeri). Der letzte umfaßt den Epicondylus medialis und lateralis, die Trochlea und das Olecranon.

Markierungspunkte und Hilfslinien 5

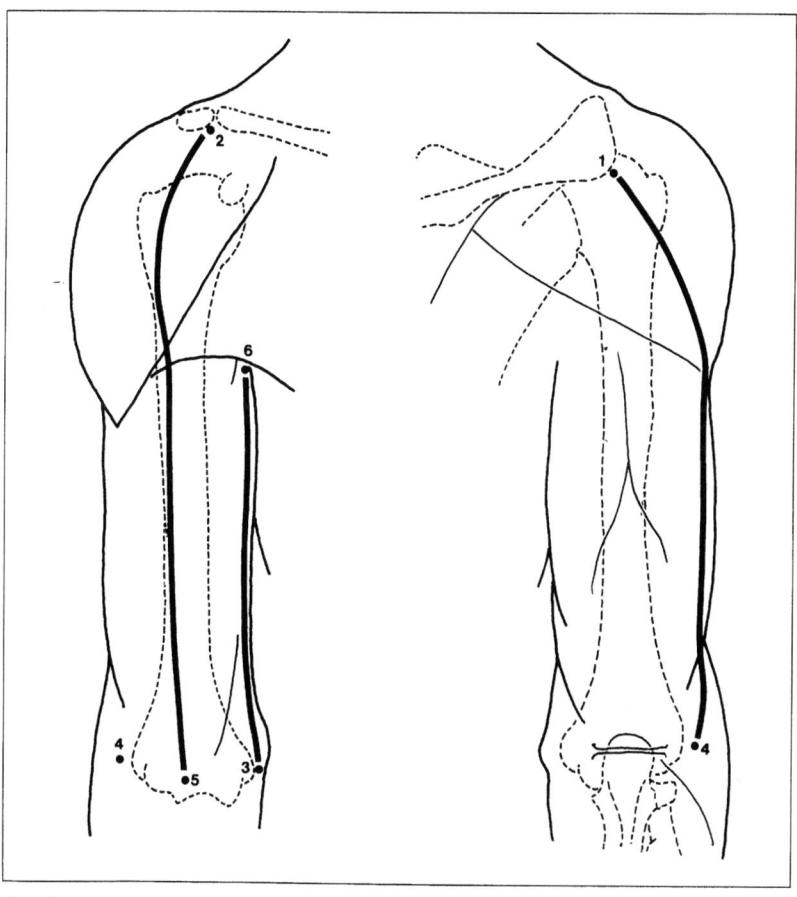

Markierungspunkte

1 Angulus acromialis
2 Articulatio acromioclavicularis
3 Epicondylus medialis
4 Epicondylus lateralis
5 Mitte der Ellbogenfalte (Linie 3-4)
6 Tastpunkt der A. brachialis an der Armbasis

Hilfslinien

Ventrale Hilfslinie: Linie 2-5
Laterale Hilfslinie: Linie 1-4
Mediale Hilfslinie: Linie 3-6

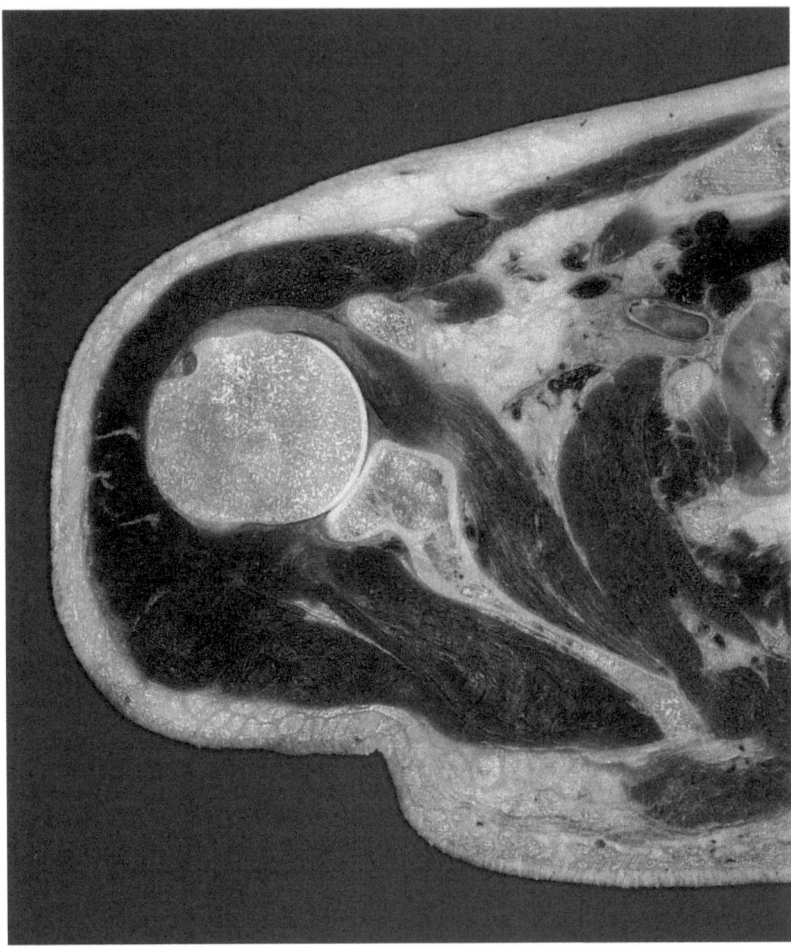

Querschnitt A1

Knochen. Der Schnitt zeigt das Schultergelenk, das Tuberculum majus und minus des Humerus und den Processus coracoideus.

Gefäße und Nerven. Die axillaren Gefäße und der mediale, laterale und dorsale Strang des Plexus brachialis verlaufen in deutlicher Entfernung vom Humerus.

Querschnitt A1 7

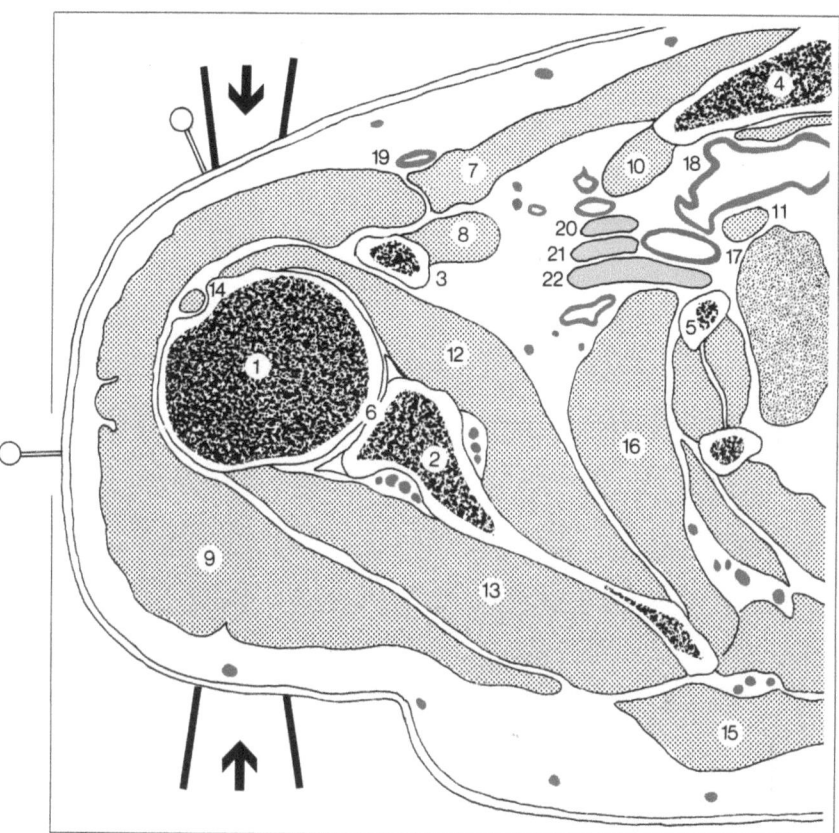

1 Caput humeri	8 M. pectoralis minor	15 M. trapezius
2 Scapula (Collum)	9 M. deltoideus	16 M. serratus anterior
3 Scapula (Processus coracoideus)	10 M. subclavius	17 A. axillaris
4 Clavicula	11 M. scalenus anterior	18 V. axillaris
5 Costa I	12 M. subscapularis	19 V. cephalica
6 Articulatio humeri	13 M. supraspinatus	20 Plexus brachialis (Fasciculus medialis)
7 M. pectoralis major	14 M. biceps brachii (Caput longum)	21 Plexus brachialis (Fasciculus lateralis)
		22 Plexus brachialis (Fasciculus dorsalis)

Sichere Areale zur Transfixation. Diese liegen ventral und dorsal vom Humerus, sind aber durch die Größe des Gelenks eingeengt.

Hautzonen der sicheren Areale. Sie stellen zwei schmale Zonen dar, die ventral und dorsal bezüglich der Hilfslinien liegen.
- *Die ventrale Zone* entspricht den tastbaren Knochenstellen der zwei Tubercula am proximalen Humerusende, die durch den Sulcus intertubercularis getrennt sind.
- *Die* sehr schmale *dorsale Zone* liegt diametral gegenüber und befindet sich über der Konvergenz der Pars acromalis und Pars spinata des M. deltoideus.

8 Querschnitte der Schulter und des Oberarms

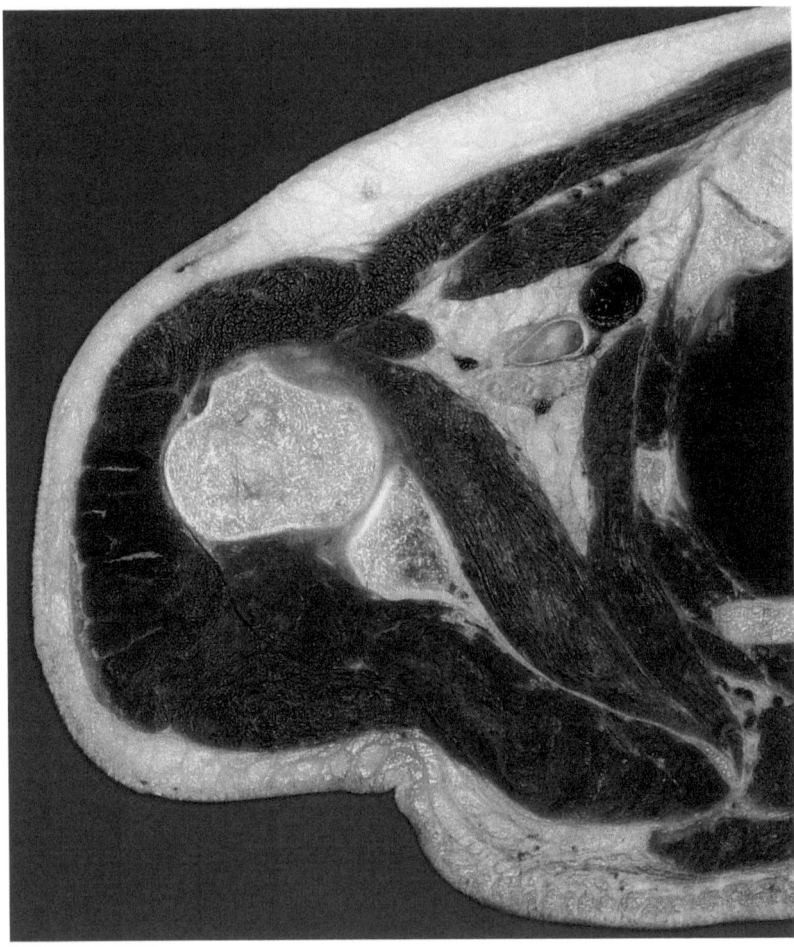

Querschnitt A 2

Knochen. Der Schnitt zeigt den distalen Teil des Humeruskopfes und das Tuberculum minus.

Gefäße und Nerven. Die axillaren Gefäße und die Stränge des Plexus brachialis verlaufen in einiger Entfernung vom Knochen.

Querschnitt A2 9

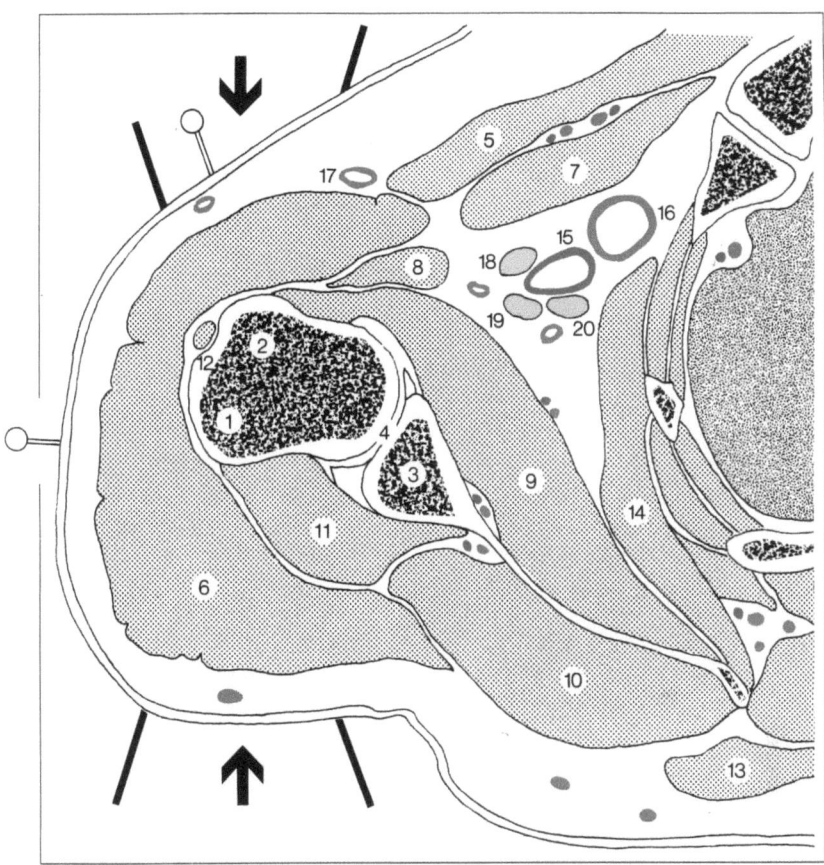

1 Humerus (Tuberculum majus)	9 M. subscapularis	14 M. serratus anterior
2 Humerus (Tuberculum minus)	10 M. infraspinatus	15 A. axillaris
3 Scapula	11 M. teres minor	16 V. axillaris
4 Articulatio humeri	12 M. biceps brachii	17 V. cephalica
5 M. pectoralis major	(Caput longum)	18 Plexus brachialis (Fasciculus medialis)
6 M. deltoideus	13 M. trapezius	19 Plexus brachialis (Fasciculus lateralis)
7 M. pectoralis minor		20 Plexus brachialis (Fasciculus dorsalis)
8 Mm. coracobrachialis und biceps brachii (Caput breve)		

Sichere Areale zur Transfixation. Diese sind schmal und liegen ventral und dorsal vom Humerus.

Hautzonen der sicheren Areale. Sie stellen zwei Zonen dar, die ventral und dorsal bezüglich der Hilfslinien liegen.

– *Die ventrolaterale Zone* befindet sich um die tastbare Knochenstelle des Tuberculum minus herum und entspricht der lateralen Hälfte des Pars clavicularis des M. deltoideus.

– *Die dorsolaterale Zone* entspricht der lateralen Hälfte des Pars spinata des M. deltoideus.

10 Querschnitte der Schulter und des Oberarms

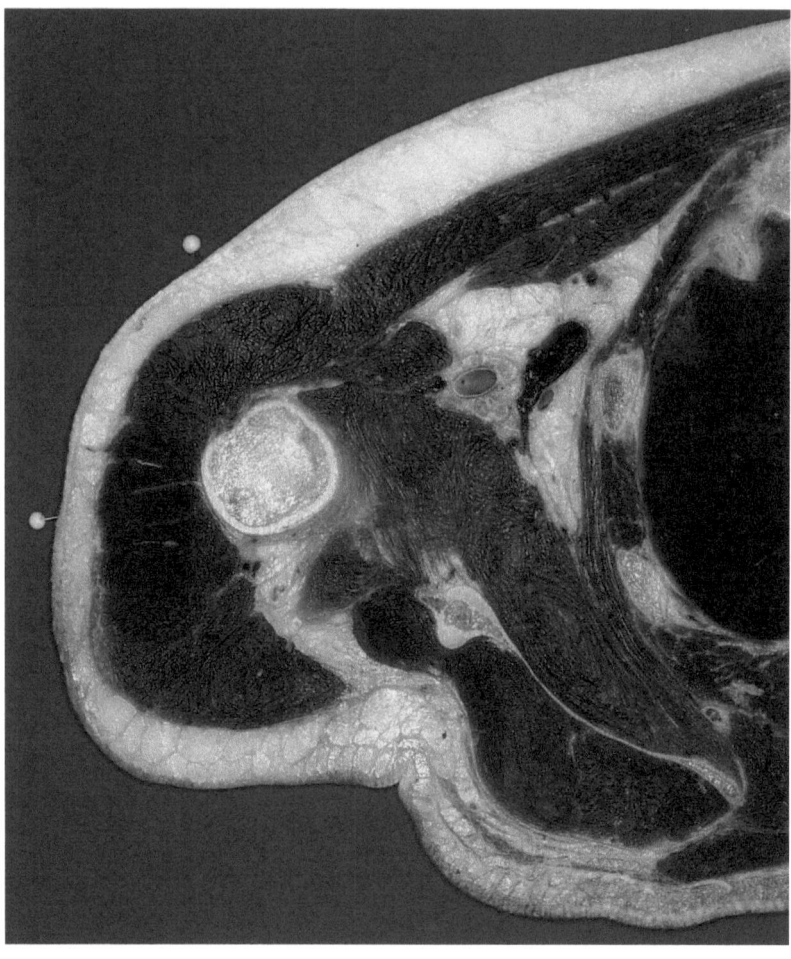

Querschnitt A 3

Knochen. Der Schnitt erfolgte unmittelbar distal vom Schultergelenk.

Gefäße und Nerven. Die axillaren Gefäße und Stränge des Plexus brachialis verlaufen in einiger Distanz vom Knochen.

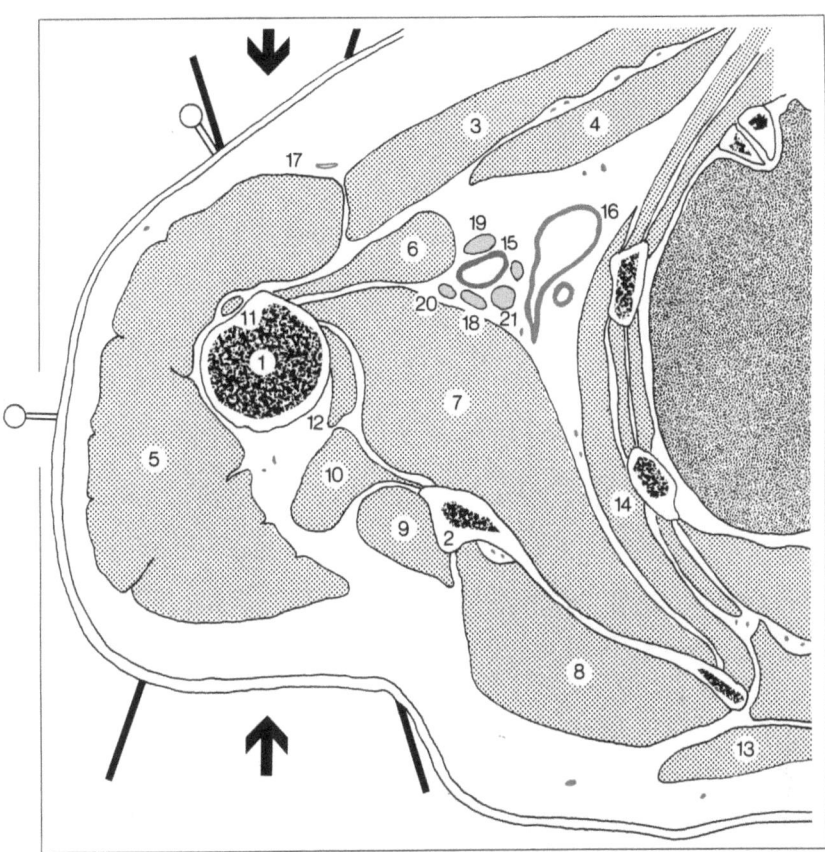

1 Humerus	8 M. infraspinatus	15 A. axillaris
2 Scapula	9 M. teres minor	16 V. axillaris
3 M. pectoralis major	10 Mm. teres major und latissimus dorsi	17 V. cephalica
4 M. pectoralis minor	11 M. biceps brachii (Caput longum)	18 N. radialis
5 M. deltoideus	12 M. triceps brachii (Caput longum)	19 N. medianus
6 Mm. coracobrachialis und biceps brachii (Caput breve)	13 M. trapezius	20 N. axillaris
7 M. subscapularis	14 M. serratus anterior	21 N. ulnaris

Sichere Areale zur Transfixation. Sie sind schmal und liegen ventral und dorsal vom Knochen.

Hautzonen der sicheren Areale. Sie stellen zwei ventral und dorsal bezüglich der Hilfslinien liegende Zonen dar. Bei der Transfixation sollte die dorsale und ventrale Wand der Achselhöhle geschont werden.
- *Die ventrale Zone* ist die über der tastbaren Humerusmetaphyse liegende Hautoberfläche, sie erstreckt sich zwischen der V. cephalica und der ventralen Hilfslinie.
- *Die dorsale Zone* entspricht dem dorsalen Teil des M. deltoideus.

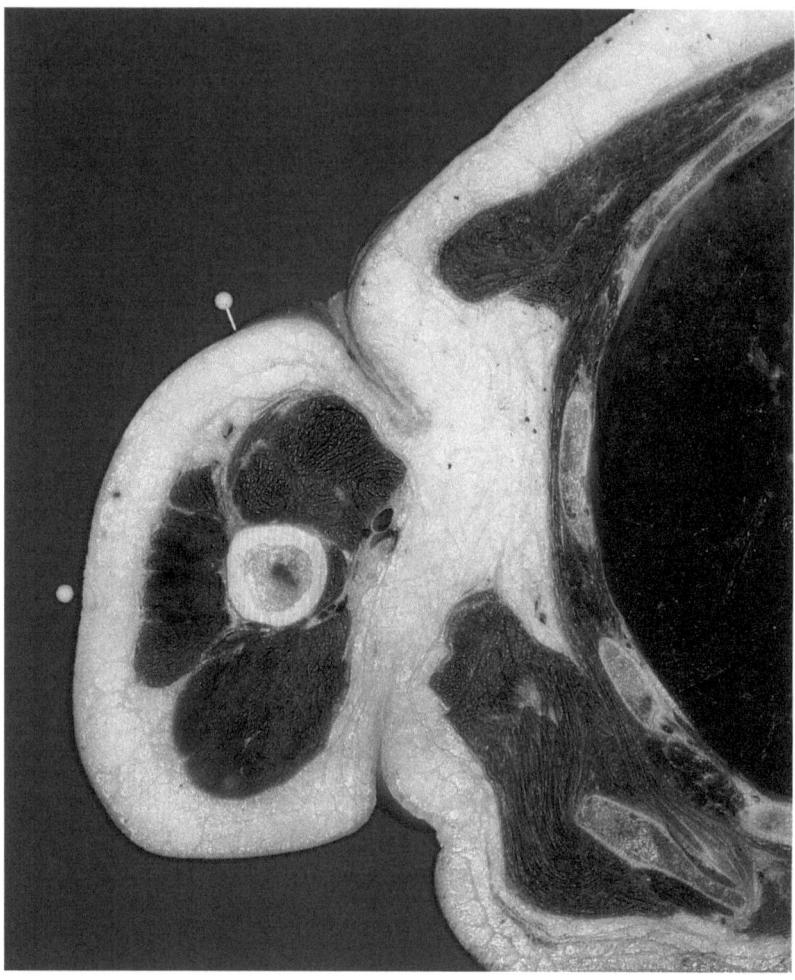

Querschnitt A 4

Knochen. Die Schnittebene liegt in Höhe des Collum chirurgicum des Humerus. Der Oberarm löst sich von der Achselhöhle.

Gefäße und Nerven. Diese verlaufen nun näher am Knochen und liegen medial.

Querschnitt A4   13

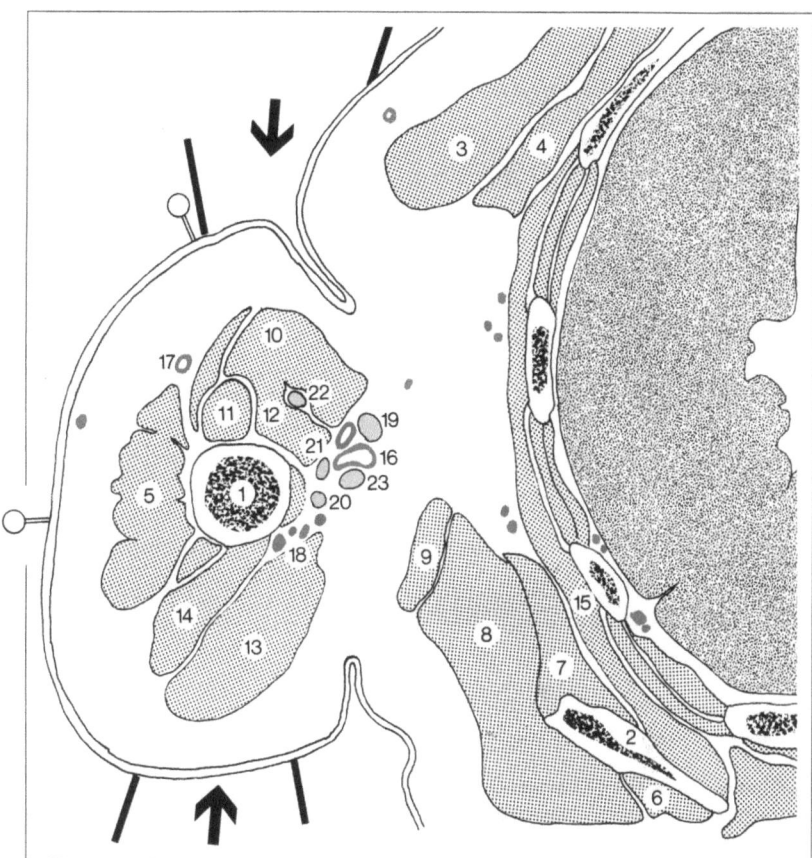

1	Humerus (Collum chirurgicum)	8	M. teres major	16	A. und V. brachialis
2	Scapula	9	M. latissimus dorsi	17	V. cephalica
3	M. pectoralis major	10	M. biceps brachii (Caput breve)	18	A. und V. circumflexa posterior
4	M. pectoralis minor	11	M. biceps brachii (Caput longum)	19	N. medianus
5	M. deltoideus	12	M. coracobrachialis	20	N. axillaris
6	M. infraspinatus	13	M. triceps brachii (Caput longum)	21	N. radialis
7	M. subscapularis	14	M. triceps brachii (Caput laterale)	22	N. musculocutaneus
		15	M. serratus anterior	23	N. ulnaris

Sichere Areale zur Transfixation. Sie sind verschmälert und liegen ventral und dorsal vom Humerus.

Hautzonen der sicheren Areale. Sie stellen zwei ventromedial und dorsal bezüglich der Hilfslinien liegende Zonen dar.
- *Die ventromediale Zone* liegt zwischen der Achselfalte und der ventralen Hilfslinie.
- *Die dorsale Zone* entspricht dem Caput longum des M. triceps brachii.

14   Querschnitte der Schulter und des Oberarms

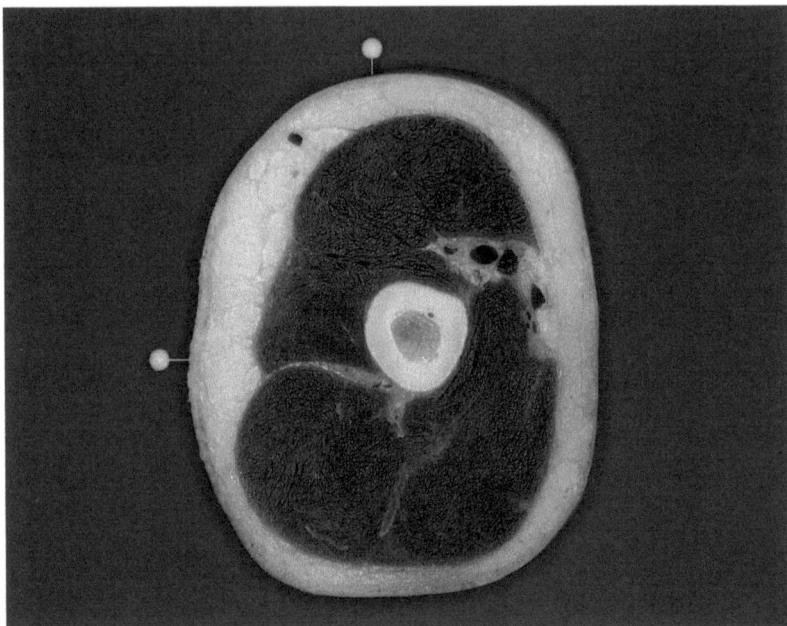

Querschnitt A 5

Knochen. Der Schnitt ist am Übergang vom proximalen zum mittleren Drittel der Humerusdiaphyse erfolgt. Der Knochen liegt nahezu zentral.

Gefäße und Nerven. Die brachialen Gefäße und die Nn. medianus, musculocutaneus und ulnaris befinden sich im ventromedialen Quadranten des Schnittes. Der N. radialis und die tiefen Gefäße des Arms liegen diametral gegenüber.

Querschnitt A5   15

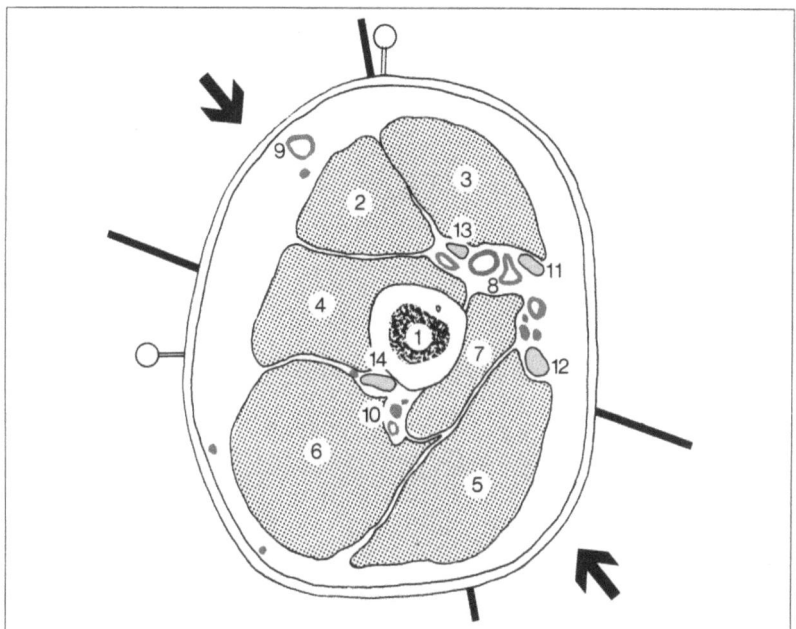

1 Humerus (Diaphyse)	6 M.triceps brachii (Caput laterale)	11 N.medianus
2 M.biceps brachii (Caput longum)	7 M.triceps brachii (Caput mediale)	12 N.ulnaris
3 M.biceps brachii (Caput breve)	8 A. und V.brachialis	13 N.musculocutaneus
4 M.brachialis	9 V.cephalica	
5 M.triceps brachii (Caput longum)	10 A. und V.profunda brachii	14 N.radialis

Sichere Areale zur Transfixation. Sie sind mäßig breit und liegen ventrolateral und dorsomedial vom Humerus.

Hautzonen der sicheren Areale. Sie stellen zwei Zonen dar, die ventrolateral und dorsomedial bezüglich der Hilfslinien liegen.

– *Die ventrolaterale Zone* umfaßt die zwei ventralen Drittel der Fläche zwischen der ventralen und lateralen Hilfslinie.

– *Die dorsomediale Zone* entspricht dem mittleren Drittel des Caput longum des M.triceps brachii.

16 Querschnitte der Schulter und des Oberarms

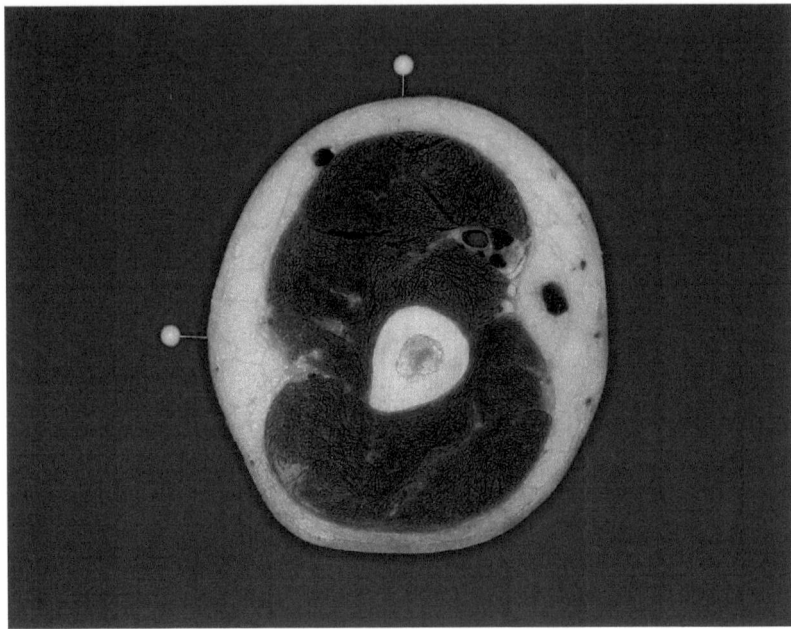

Querschnitt A 6

Knochen. Der Schnitt ist am Übergang vom mittleren zum distalen Drittel der Humerusdiaphyse erfolgt. Der Knochen hat einen dreieckigen Querschnitt und befindet sich fast zentral.

Gefäße und Nerven. Die brachialen Gefäße und die Nn. musculocutaneus und medianus liegen im ventromedialen Quadranten. Der N. ulnaris verläuft mehr dorsal, der N. radialis läuft zwischen den Mm. biceps brachii, brachioradialis und brachialis.

Querschnitt A6

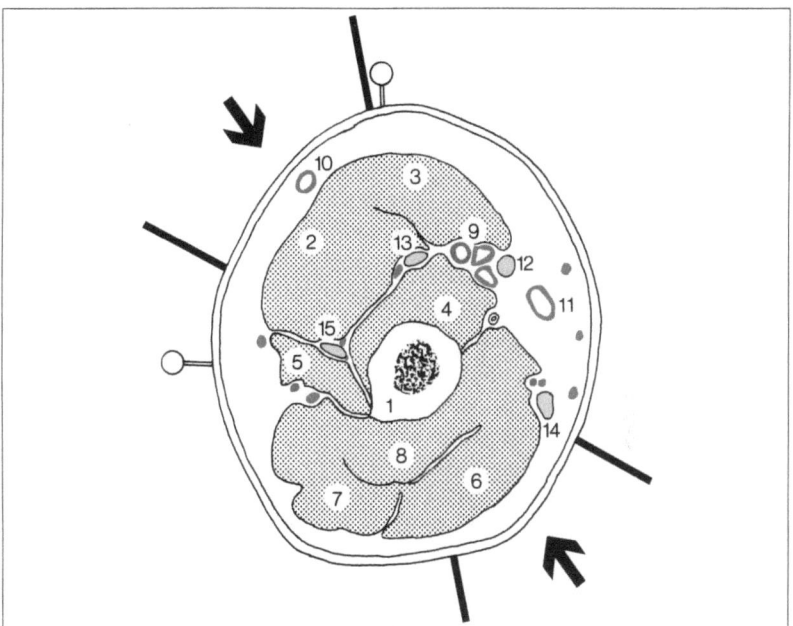

1 Humerus	6 M.triceps brachii (Caput longum)	11 V.basilica
2 M.biceps brachii (Caput logum)	7 M.triceps brachii (Caput laterale)	12 N.medianus
3 M.biceps brachii (Caput breve)	8 M.triceps brachii (Caput mediale)	13 N.musculocutaneus
4 M.brachialis	9 A. und V.brachialis	14 N.ulnaris
5 M.brachioradialis	10 V.cephalica	15 N.radialis

Sichere Areale zur Transfixation. Sie sind mäßig breit und liegen ventrolateral und dorsomedial vom Humerus.

Hautzonen der sicheren Areale. Sie stellen zwei ventrolateral und dorsomedial bezüglich der Hilfslinien liegende Zonen dar.

- *Die ventrolaterale Zone* umfaßt die zwei ventralen Drittel der Fläche zwischen der ventralen und lateralen Hilfslinie.

- *Die dorsomediale Zone* entspricht dem mittleren Drittel des Caput longum des M.triceps brachii.

18 Querschnitte der Schulter und des Oberarms

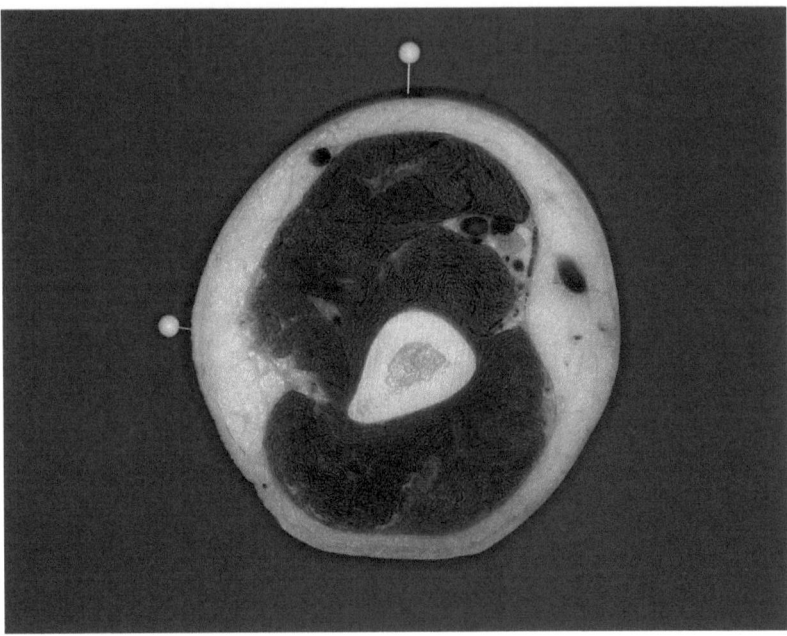

Querschnitt A 7

Knochen. Die Schnittebene liegt in Höhe der distalen Humerusmetaphyse. Der Knochen befindet sich leicht exzentrisch dorsalwärts.

Gefäße und Nerven. Die brachialen Gefäße und der N. medianus liegen ventromedial. Der N. radialis verläuft zwischen dem M. brachialis und M. brachioradialis, während der N. ulnaris dorsomedial verläuft. Der N. musculocutaneus enthält hier nur noch sensible Fasern.

Querschnitt A7

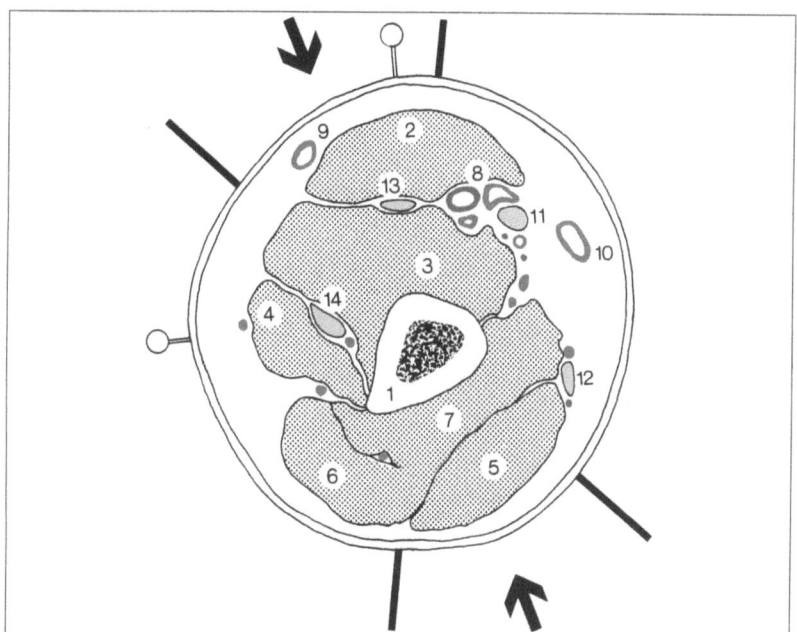

1 Humerus	6 M. triceps brachii (Caput laterale)	11 N. medianus
2 M. biceps brachii	7 M. triceps brachii (Caput mediale)	12 N. ulnaris
3 M. brachialis	8 A. und V. brachialis	13 N. musculocuta-
4 M. brachioradialis	9 V. cephalica	neus
5 M. triceps brachii (Caput longum)	10 V. basilica	14 N. radialis

Sichere Areale zur Transfixation. Sie liegen ventrolateral und dorsomedial vom Humerus.

Hautzonen der sicheren Areale. Sie stellen zwei Zonen dar, die ventrolateral und dorsomedial bezüglich der Hilfslinien liegen.

- *Die ventrolaterale Zone* umfaßt die zwei ventralen Drittel der Fläche zwischen der ventralen und lateralen Hilfslinie.

- *Die dorsomediale Zone* liegt dorsal von der medialen Kante der tastbaren distalen Humerusdiaphyse. Sie entspricht der dorsalen Hälfte des Caput longum des M. triceps brachii.

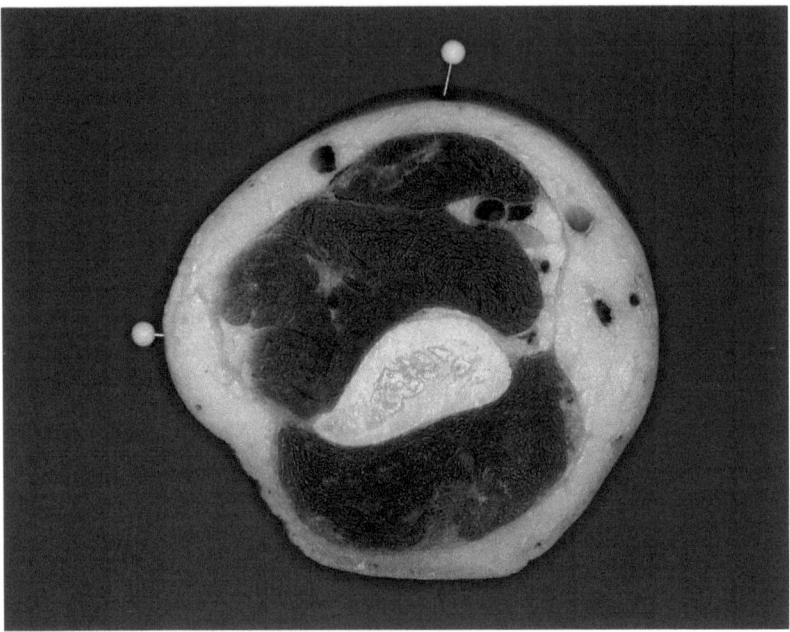

Querschnitt A 8

Knochen. Der Schnitt ist durch die verbreiterte distale Metaphyse des Humerus gelegt, dessen mediale und laterale Kante an der Oberfläche liegen.

Gefäße und Nerven. Die brachialen Gefäße und die Nn. medianus und radialis verlaufen ventral. Der N. musculocutaneus hat sich in seine Hautäste verzweigt. Der N. ulnaris verläuft dorsal.

Querschnitt A 8

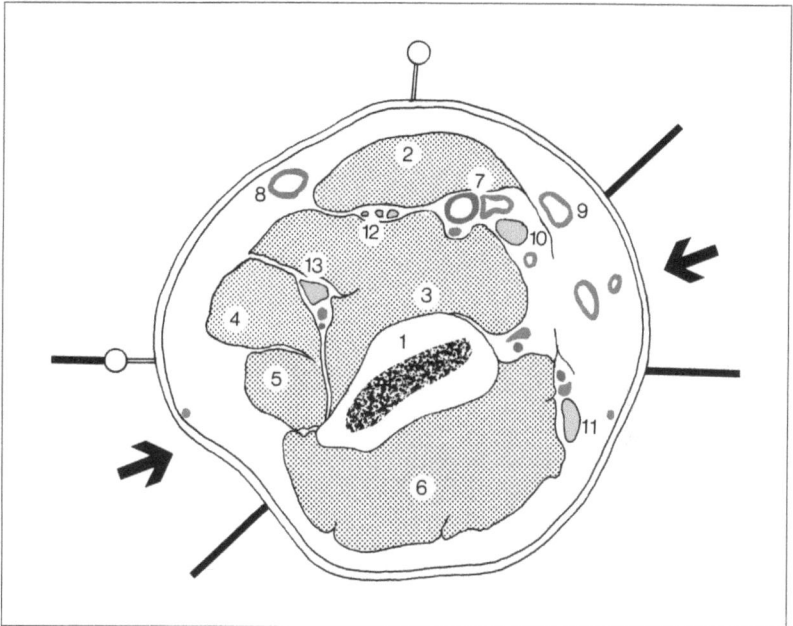

1 Humerus	6 M. triceps brachii	10 N. medianus
2 M. biceps brachii	7 A. und V. brachialis	11 N. ulnaris
3 M. brachialis	8 V. cephalica	12 N. musculocutaneus
4 M. brachioradialis	9 V. basilica	13 N. radialis
5 M. extensor carpi radialis longus		

Sichere Areale zur Transfixation. Sie sind reduziert und liegen lateral und ventromedial vom Knochen.

Hautzonen der sicheren Areale. Sie stellen zwei Zonen dar, die dorsolateral und ventromedial bezüglich der Hilfslinien liegen. Wegen der Abflachung des Humerus in diesem Abschnitt sind sie schmal.

- *Die dorsolaterale Zone* erstreckt sich zwischen der tastbaren lateralen Knochenkante und der lateralen Hilfslinie.

- *Die ventromediale Zone* liegt zwischen der medialen Hilfslinie und dem Verlauf des N. medianus in Begleitung der hier palpablen A. brachialis.

22 Querschnitte der Schulter und des Oberarms

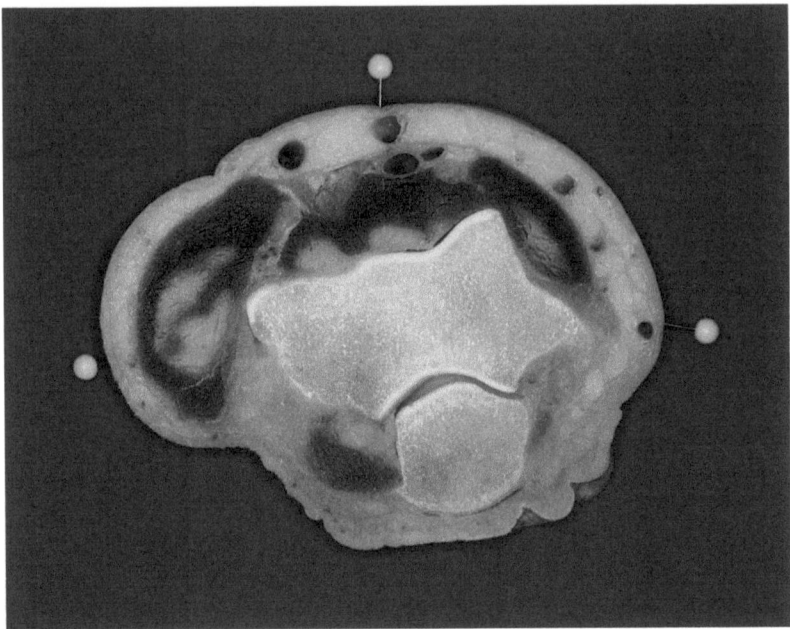

Querschnitt A 9

Knochen. Der Schnitt zeigt das Ellbogengelenk, den Epicondylus medialis, die Trochlea und das Olecranon.

Gefäße und Nerven. Die brachialen Gefäße, begleitet von den Nn. medianus und radialis, verlaufen ventral nahe am Gelenk. Der N. ulnaris liegt in der Rinne des Epicondylus medialis.

Querschnitt A9   23

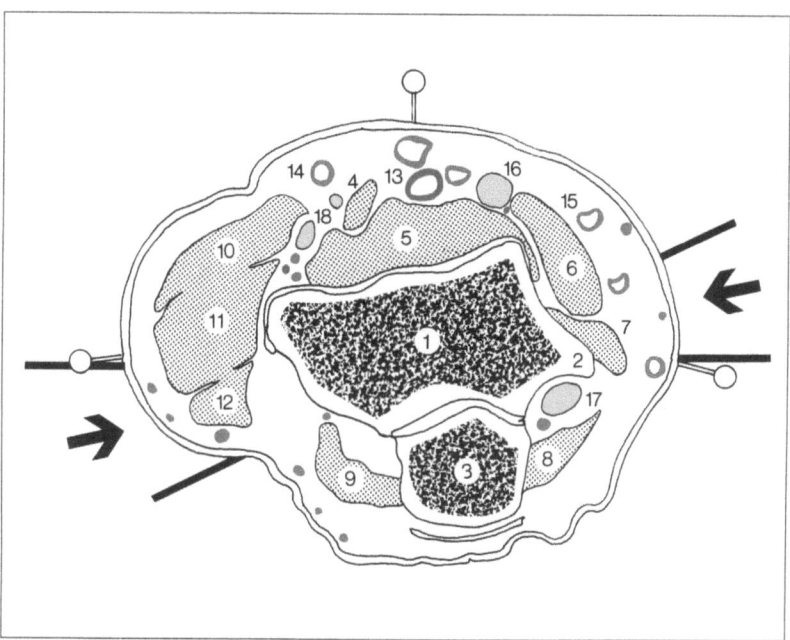

1 Humerus (distale Epiphyse)	7 M. flexor carpi radialis	13 A. und V. brachialis
2 Humerus (Epicondylus medialis)	8 M. flexor carpi ulnaris	14 V. cephalica
3 Olecranon	9 M. anconaeus	15 V. basilica
4 M. biceps brachii (Sehne)	10 M. brachioradialis	16 N. medianus
5 M. brachialis	11 M. extensor carpi radialis longus	17 N. ulnaris
6 M. pronator teres	12 M. extensor carpi radialis brevis	18 N. radialis

Sichere Areale zur Transfixation. Sie sind sehr reduziert und liegen medial und lateral vom Humerus.

Hautzonen der sicheren Areale. Sie stellen zwei dorsolateral und medial bezüglich der Hilfslinien liegende Zonen dar.

- Die schmale *dorsolaterale Zone* umfaßt die ventrale Hälfte der Fläche zwischen der lateralen Hilfslinie und dem lateralen Rand des Olecranons.

- Die *mediale Zone* liegt zwischen dem Knochenvorsprung des Epicondylus medialis und der Mitte des M. pronator teres.

Zusammenfassung der sicheren Zonen der Schulter und des Oberarms

Die beschriebenen Hautzonen der zur Transfixation geeigneten Areale bilden, wenn sie aneinandergereiht werden, Bänder, die sich von der Schulter bis zum Ellbogengelenk herabziehen.

Schulter und proximaler Humerus (Querschnitte A1-A3)

Die externe Fixierung ist auf der Ventralfläche der Schulter und des proximalen Humerus (Schnitte A1-A3) auf das tastbare Gebiet des Tuberculum minus beschränkt. Die Gründe dafür sind erstens, daß ein großer Teil des proximalen Humerus von der Schultergelenkhöhle umhüllt wird und zweitens der Verlauf der zu schonenden Sehne des Caput longum des M. biceps brachii im Sulcus intertubercularis. Auf der dorsalen Seite befindet sich die sichere Zone über der medialen Hälfte der Pars spinata des M. deltoideus. Sie ist wegen der nach ventral exzentrischen Lage des Knochens breiter und liegt der ventralen Zone diametral gegenüber.

Diaphyse (Querschnitte A4-A7)

Im Diaphysenabschnitt des Humerus (Querschnitte A4-A7) löst sich der Arm von der Achselhöhle, und die brachialen Gefäße und die Nn. medianus und ulnaris bilden eine neurovasculäre Längsachse, die medial vom Humerus liegt. Die Nn. radialis und musculocutaneus, die durch die Diaphyse voneinander getrennt sind, ziehen schräg zum Sulcus bicipitalis lateralis. Der N. musculocutaneus verzweigt sich bald in Äste zu den Mm. biceps und brachialis, was die Verletzungsgefahr bei der Transfixation verringert. Die sicheren Zonen verändern sich bei ihrer Fortsetzung. Die zunächst ventrale Zone verbreitert sich und kommt in ventrolaterale Lage bezüglich des distalen Humerusschafts, die im Axillabereich dorsale Zone wird dorsomedial. Beide Zonen ändern ihre Richtung gleichsinnig mit der A. brachialis.

Distale Metaphyse und Epiphyse (Querschnitt A8, A9)

Die externe Fixierung im distalen Metaphysen- und Epiphysenbereich (Schnitte A8-A9) ist nur von zwei schmalen Hautzonen aus möglich, die über den Epicondyli medialis und lateralis liegen. Der Grund dafür ist die Lage der Gelenkflächen auf der ventralen und dorsalen Seite des distalen Humerus und der Verlauf der Gefäße und Nerven in diesem Bereich.

Die sicheren Hautzonen zur externen Fixierung auf der Ventralseite werden als *ventrales Band* bezeichnet (Band 1), die auf der anderen Seite als *dorsales Band* (Band 2).

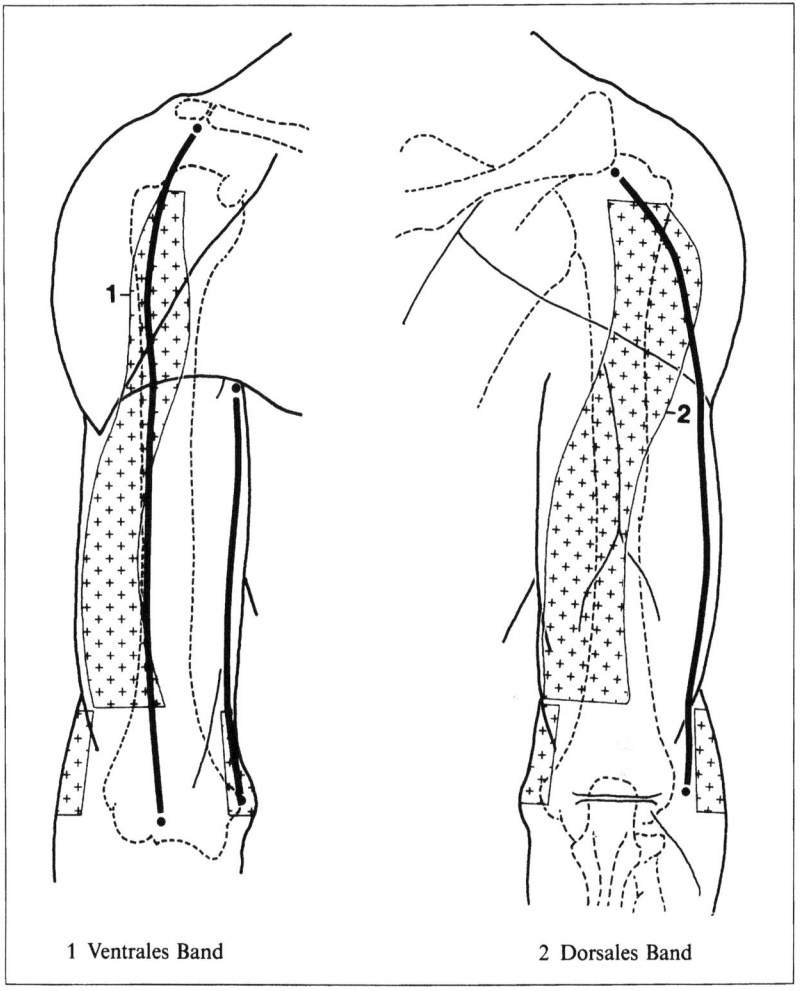

1 Ventrales Band   2 Dorsales Band

Computertomogramme der Schulter und des Oberarms

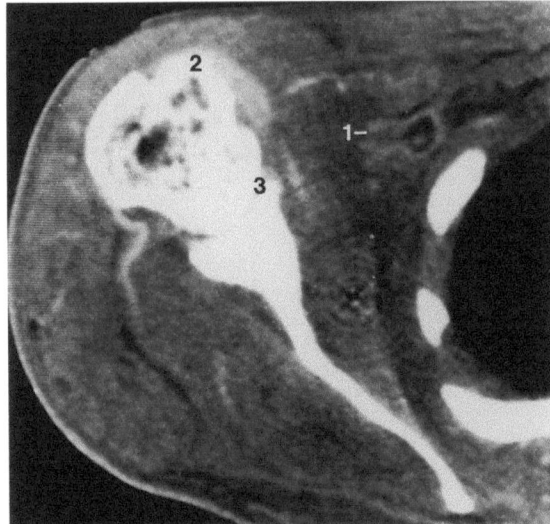

Proximale Epiphyse

1 Axillargefäße und Plexus brachialis
2 Tuberculum minus humeri
3 Schultergelenk

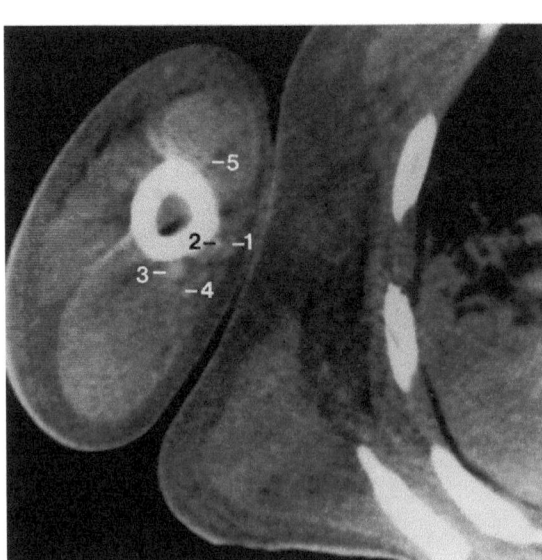

Proximale Diaphyse

1 Brachiale Gefäße
2 N. medianus
3 N. radialis
4 N. ulnaris
5 N. musculocutaneus

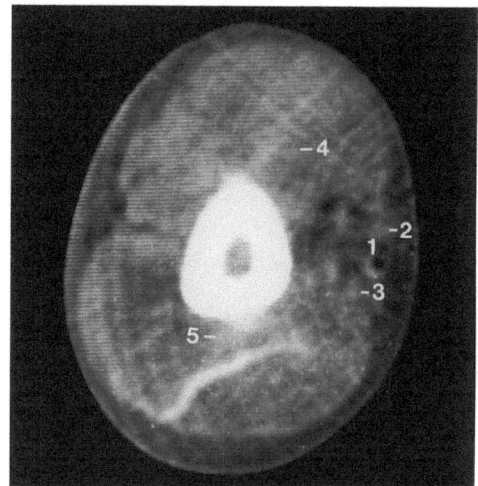

Distale Diaphyse

1 Brachiale Gefäße
2 N. medianus
3 N. ulnaris
4 N. musculocutaneus
5 N. radialis

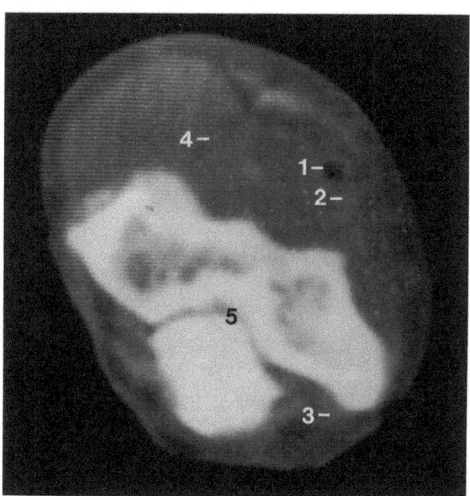

Distale Epiphyse

1 Brachiale Gefäße
2 N. medianus
3 N. ulnaris
4 N. radialis
5 Ellbogengelenk

B. Querschnitte des Unterarms

Schnittebenen

Die acht Querschnitte sind in vier Gruppen geordnet, die den zur externen Fixierung der Unterarmknochen in der Regel geeigneten Knochenabschnitten entsprechen.

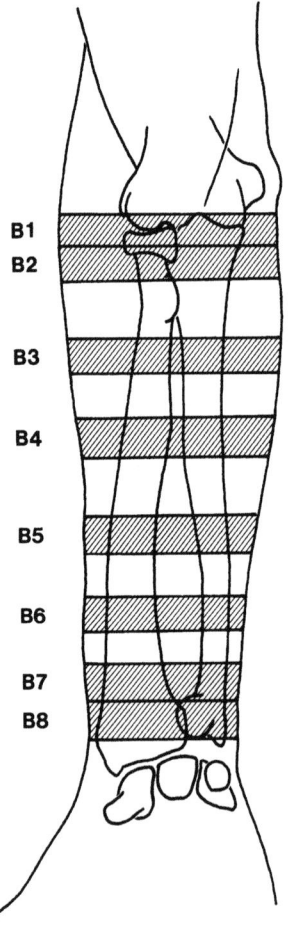

Proximale Epiphyse und Metaphyse (B1, B2)

Der Schnitt B1 zeigt den Radiuskopf und den Processus coronoideus der Ulna, der Schnitt B2 liegt auf der Ebene des Collum radii.

Proximale Diaphyse (B3, B4)

Die zwei Schnitte liegen mit einer Distanz von 1,5 cm voneinander entfernt zu beiden Seiten des Übergangs vom proximalen zum mittleren Drittel der Radiusdiaphyse.

Distale Diaphyse (B5, B6)

Die zwei Schnitte liegen mit einer Distanz von 1,5 cm voneinander entfernt zu beiden Seiten des Übergangs vom mittleren zum distalen Drittel der Radiusdiaphyse.

Distale Epiphyse und Metaphyse (B7, B8)

Die zwei Schnitte liegen auf den Ebenen der distalen Enden der zwei Unterarmknochen. Schnitt B7 erfolgte nahe am distalen Radioulnargelenk, Schnitt B8 verläuft durch das Radiocarpalgelenk.

Markierungspunkte und Hilfslinien 31

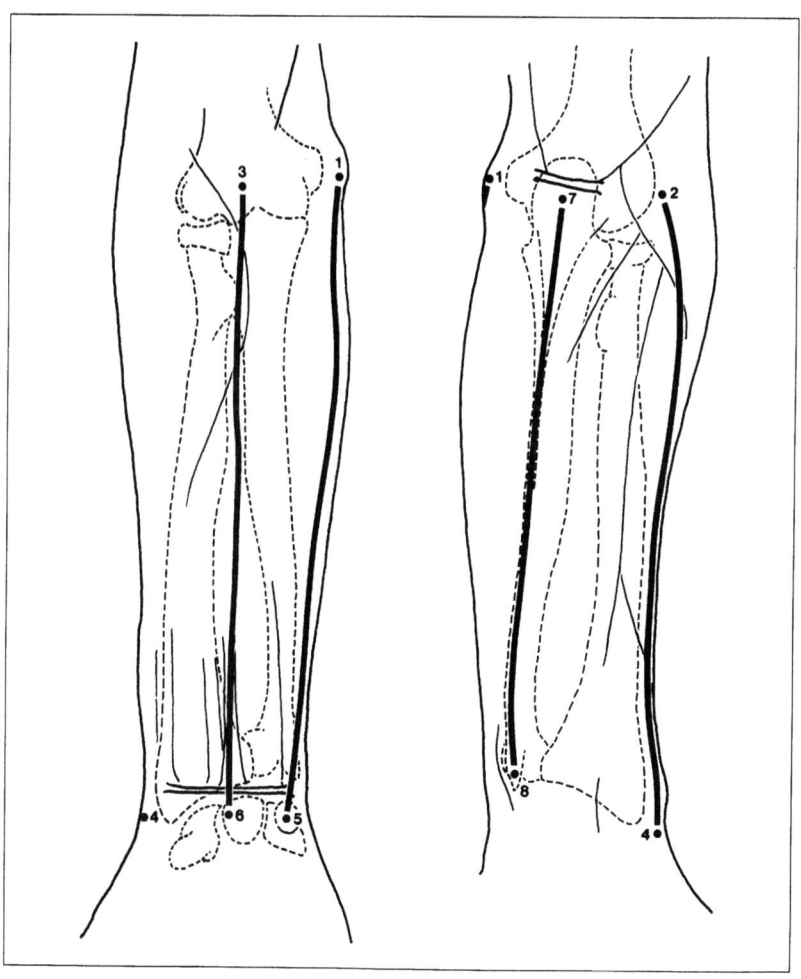

Markierungspunkte

1 Epicondylus medialis
2 Epicondylus lateralis
3 Mitte der Linie 1-2
4 Processus styloideus radii
5 Os pisiforme
6 Mitte der Linie 4-5
7 Olecranon
8 Processus styloideus ulnae

Hilfslinien

Ventrale Hilfslinie: Linie 3-6
Laterale Hilfslinie: Linie 2-4
Mediale Hilfslinie: Linie 1-5
Dorsalkante der Ulna: Linie 7-8

32 Querschnitte des Unterarms

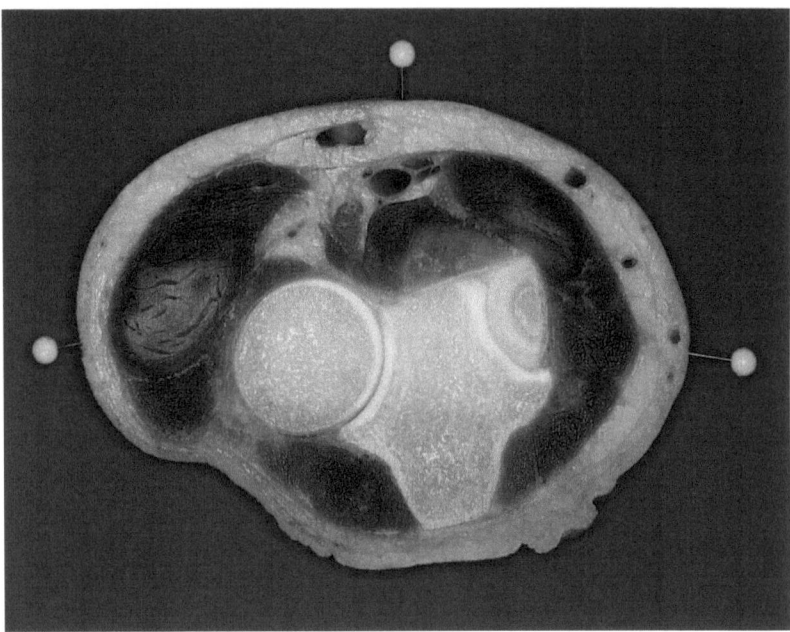

Querschnitt B1

Knochen. Der Schnitt zeigt das proximale Radioulnargelenk. Die Anwesenheit des Gelenks erlaubt nicht die kombinierte Fixierung beider Knochen. Die Transfixation der Ulna ist jedoch im Olecranon möglich.

Gefäße und Nerven. Die brachialen Gefäße und die Nn. radialis und medianus liegen nahe zusammen im Sulcus bicipitalis lateralis bzw. medialis und sind nur durch die Sehne des M. biceps getrennt. Der N. ulnaris verläuft in einigem Abstand von diesen Strukturen auf der Medialfläche des Olecranons.

Querschnitt B1

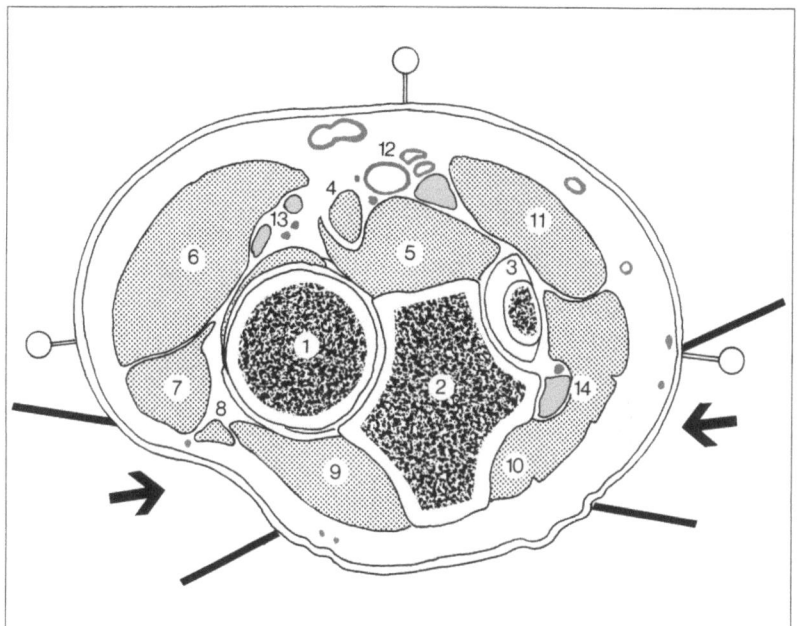

1 Radius (Caput)
2 Ulna
3 Trochlea humeri
4 M. biceps brachii
   (distale Sehne)
5 M. brachialis
6 M. brachioradialis

7 M. extensor carpi radialis longus
8 M. extensor carpi radialis brevis,
   M. extensor digitorum und
   M. extensor carpi ulnaris
9 M. anconaeus
10 M. flexor carpi ulnaris

11 M. pronator teres, M. flexor
   digitorum superficialis und
   M. flexor carpi radialis
12 A. und V. brachialis und
   N. medianus
13 N. radialis
14 N. ulnaris

Sichere Areale zur Transfixation. Sie sind schmal und liegen medial und lateral vom Olecranon.

Hautzonen der sicheren Areale. Sie stellen zwei Zonen dar, die dorsolateral und dorsomedial bezüglich der Hilfslinien liegen.

- *Die dorsolaterale Zone* umfaßt das mittlere Drittel der Fläche zwischen der dorsalen Kante der Ulna und der lateralen Hilfslinie.

- *Die dorsomediale Zone* umfaßt die ventrale Hälfte der Fläche zwischen der Dorsalkante der Ulna und der medialen Hilfslinie.

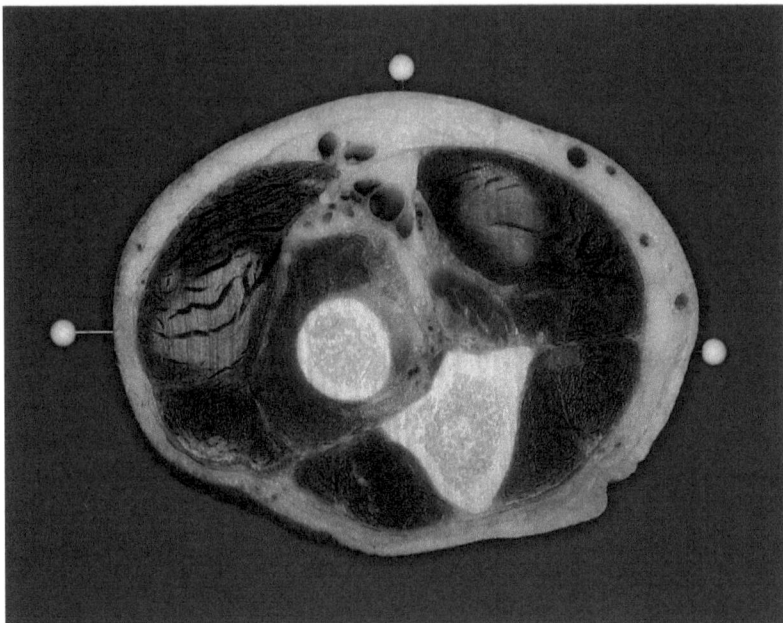

Querschnitt B2

Knochen. Die Schnittebene liegt in Höhe des Collum radii. Die kombinierte externe Fixierung beider Knochen ist auf dieser Ebene wegen ihrer intraartikulären Lage nicht möglich.

Gefäße und Nerven. Die A. brachialis hat sich noch nicht geteilt und verläuft medial in Begleitung des N. medianus. Der tiefe Ast des N. radialis liegt unter den Mm. brachioradialis und extensor carpi radialis longus zwischen den zwei Köpfen des M. supinator. Der oberflächliche Ast des N. radialis wird vom medialen Rand des M. brachioradialis bedeckt. Der N. ulnaris verläuft entlang der ventralen Kante der Ulnametaphyse.

Querschnitt B2   35

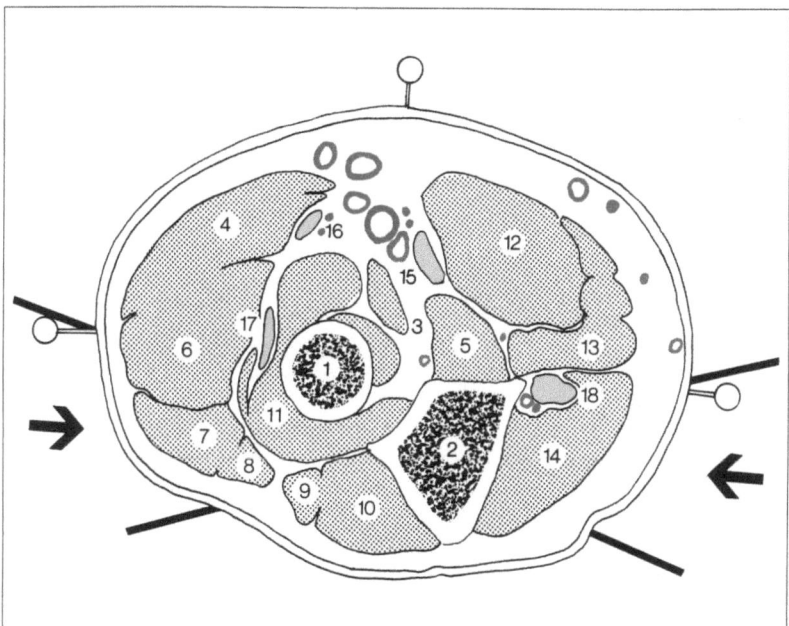

1 Radius
2 Ulna
3 M. biceps brachii
4 M. brachioradialis
5 M. brachialis
6 M. extensor carpi radialis longus
7 M. extensor carpi radialis brevis
8 M. extensor digitorum

9 M. extensor digiti minimi
10 M. extensor carpi ulnaris
11 M. supinator
12 M. pronator teres
13 M. flexor digitorum superficialis, M. flexor carpi ulnaris und M. flexor carpi radialis

14 M. flexor carpi ulnaris
15 N. medianus sowie A. und V. brachialis
16 N. radialis (R. superficialis)
17 N. radialis (R. profundus)
18 N. ulnaris

Sichere Areale zur Transfixation. Sie sind schmal und liegen medial und lateral von der Ulna.

Hautzonen der sicheren Areale. Sie stellen zwei Zonen dar, die dorsolateral und dorsomedial bezüglich der Hilfslinien liegen.

- *Die dorsolaterale Zone* umfaßt die ventrale Hälfte der Fläche zwischen der dorsalen Kante der Ulna und der lateralen Hilfslinie.

- *Die dorsomediale Zone* umfaßt die ventrale Hälfte der Fläche zwischen der dorsalen Kante der Ulna und der medialen Hilfslinie.

36 Querschnitte des Unterarms

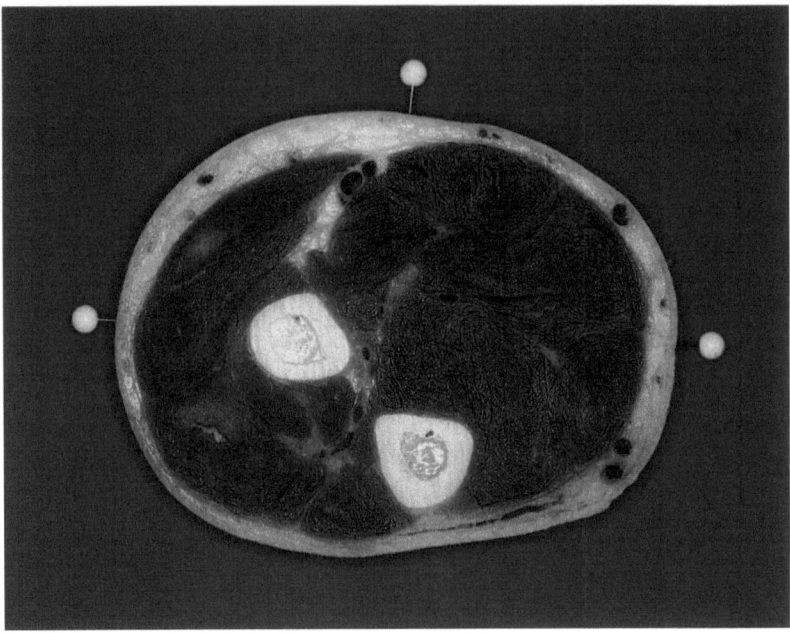

Querschnitt B 3

Knochen. Der Schnitt liegt am Übergang vom proximalen zum mittleren Drittel der Radiusdiaphyse. Der Radius befindet sich tief im Unterarm, die dorsale Kante der Ulna liegt median auf der Dorsalfläche des Unterarms.

Gefäße und Nerven. Die Aa. radialis und ulnaris und der N. ulnaris verlaufen ventral auf einer zu den zwei Knochen parallelen Ebene.

Querschnitt B3: Kombinierte externe Fixierung von Radius und Ulna

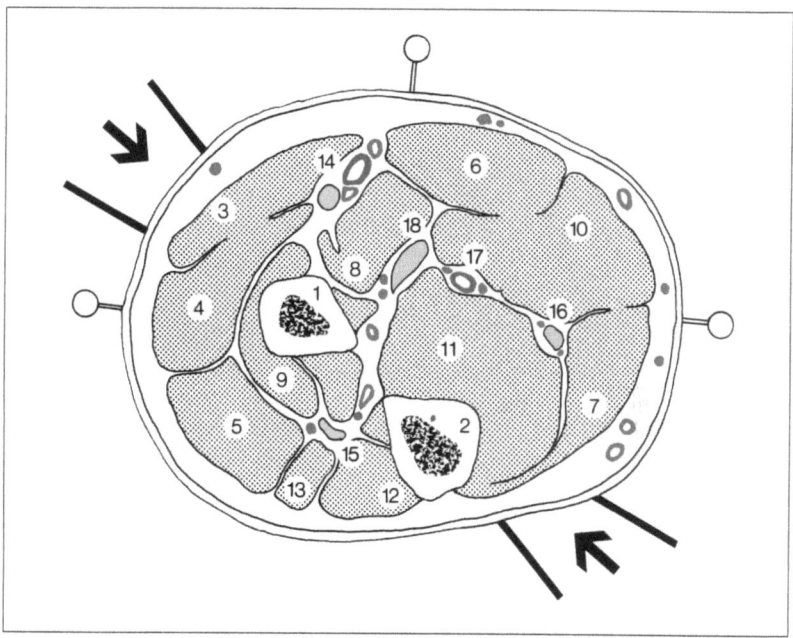

1 Radius
2 Ulna
3 M. brachioradialis
4 M. extensor carpi radialis longus
5 M. extensor carpi radialis brevis
6 M. flexor carpi radialis
7 M. flexor carpi ulnaris
8 M. pronator teres
9 M. supinator
10 M. flexor digitorum superficialis
11 M. flexor digitorum profundus
12 M. extensor carpi ulnaris
13 M. extensor digitorum und M. extensor digiti minimi (Sehne)
14 A., V. und N. radialis (R. superficialis)
15 N. radialis (R. profundus)
16 N. ulnaris
17 A. und V. ulnaris
18 N. medianus

Kombinierte externe Fixierung von Radius und Ulna

Sichere Areale zur Transfixation. Sie sind schmal und liegen ventrolateral und dorsomedial von Radius und Ulna.

Hautzonen der sicheren Areale. Sie stellen zwei Zonen dar, die ventrolateral und dorsomedial bezüglich der Hilfslinien liegen.

- *Die ventrolaterale Zone* entspricht der dorsalen Hälfte des M. brachioradialis.
- *Die dorsomediale Zone* entspricht der dorsalen Hälfte des M. flexor carpi ulnaris im Anschluß an die Medialfläche der Ulna.

38 Querschnitte des Unterarms

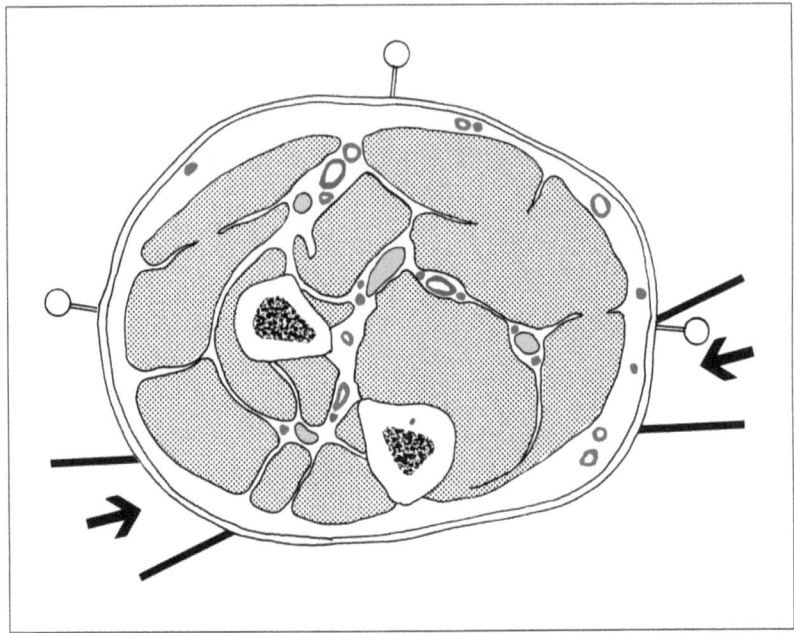

Querschnitt B 3

Separate externe Fixierung der Ulna

Sichere Areale zur Transfixation. Sie sind sehr schmal und liegen medial und lateral von der Ulna.

Hautzonen der sicheren Areale. Sie stellen zwei Zonen dar, die dorsolateral und dorsomedial bezüglich der Hilfslinien liegen.

- *Die dorsolaterale Zone* umfaßt das mittlere Drittel des Gebiets zwischen der Dorsalkante der Ulna und der lateralen Hilfslinie. Sie entspricht dem M. extensor carpi radialis brevis.

- *Die dorsomediale Zone* umfaßt die ventrale Hälfte des Gebiets zwischen der Dorsalkante der Ulna und der medialen Hilfslinie. Sie entspricht der ventralen Hälfte des M. flexor carpi ulnaris.

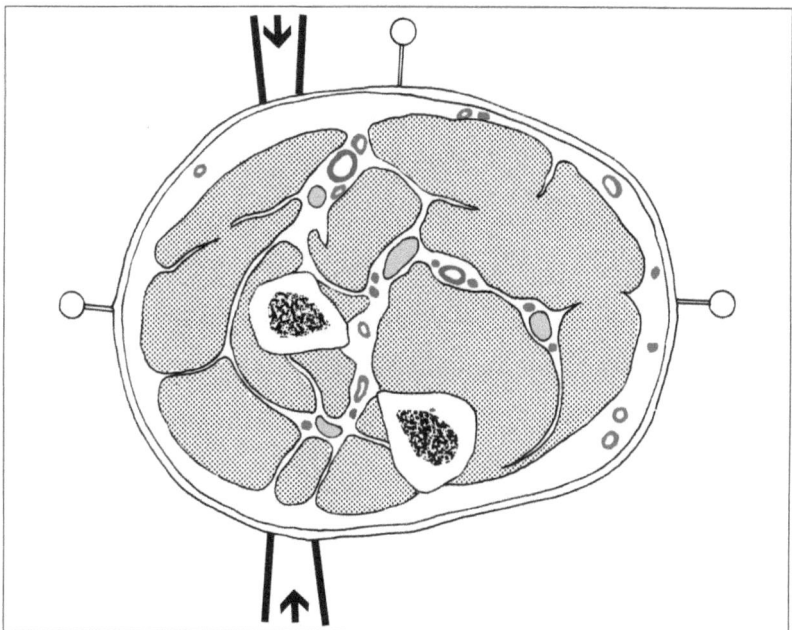

Querschnitt B 3

Separate externe Fixierung des Radius

Sichere Areale zur Transfixation. Sie sind äußerst reduziert und liegen ventral und dorsal vom Radius.

Hautzonen der sicheren Areale. Sie stellen zwei sehr schmale Zonen dar, die lateral von der ventralen Hilfslinie und der Dorsalkante der Ulna liegen. Diese zwei Zonen sind auf ein sehr kleines Gebiet um die Sagittalachse durch die Radiusdiaphyse begrenzt.

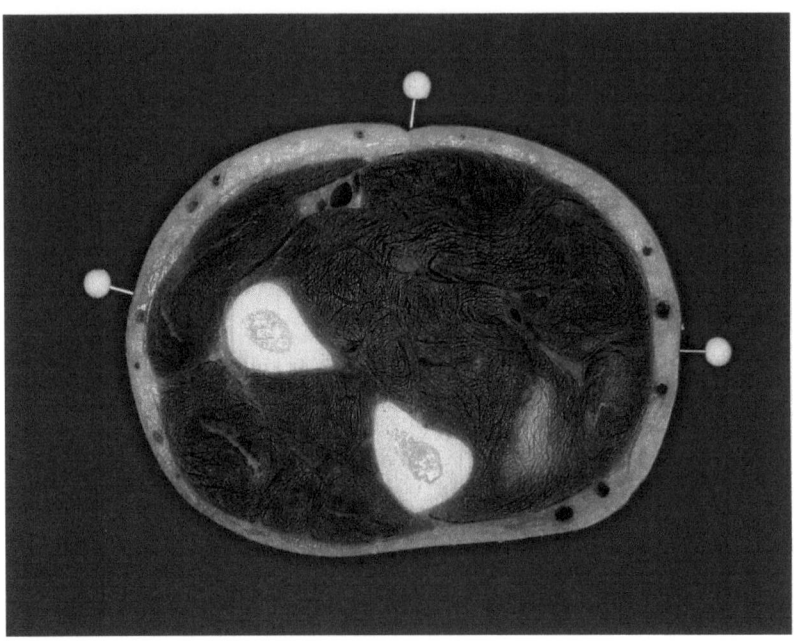

Querschnitt B 4

Knochen. Der Schnitt ist distal des Übergangs vom proximalen zum mittleren Drittel der Radiusdiaphyse erfolgt. Der Radius befindet sich tief im Unterarm, die dorsale Kante der Ulna liegt median an der Dorsalfläche des Unterarms.

Gefäße und Nerven. Die radialen und ulnaren Gefäße, der R. superficialis des N. radialis, die Nn. medianus und ulnaris verlaufen alle auf einer zu den zwei Knochen parallelen Ebene. Der R. profundus des N. radialis teilt sich in Muskeläste, die die dorsalen Muskeln des Unterarms versorgen.

Querschnitt B4: Kombinierte externe Fixierung beider Unterarmknochen 41

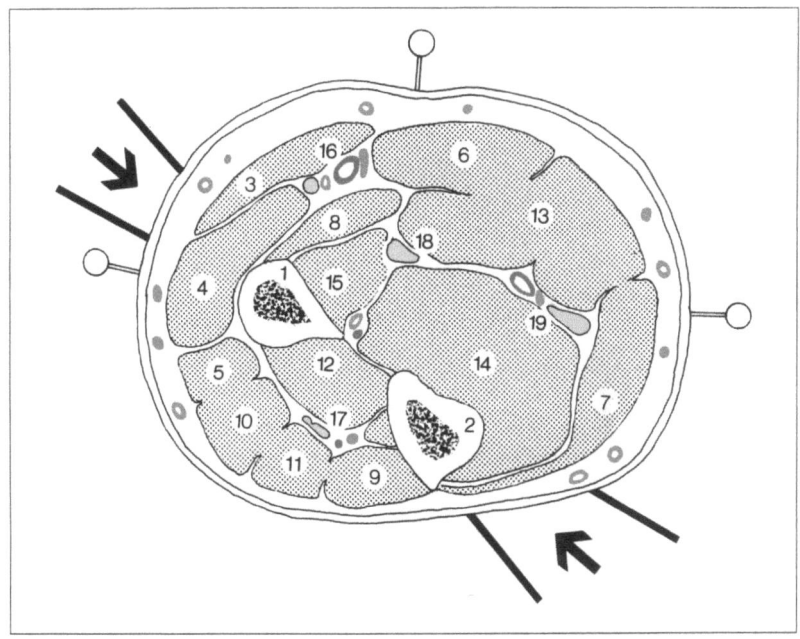

1 Radius
2 Ulna
3 M. brachioradialis
4 M. extensor carpi radialis longus
5 M. extensor carpi radialis brevis
6 M. flexor carpi radialis
7 M. flexor carpi ulnaris
8 M. pronator teres
9 M. extensor carpi ulnaris
10 M. extensor digitorum
11 M. extensor digiti minimi
12 M. abductor pollicis longus
13 M. flexor digitorum superficialis
14 M. flexor digitorum profundus
15 M. flexor pollicis longus
16 A., V. und N. radialis (R. superficialis)
17 N. radialis (Muskeläste)
18 N. medianus
19 A., V. und N. ulnaris

Kombinierte externe Fixierung beider Unterarmknochen

Sichere Areale zur Transfixation. Sie sind sehr schmal wegen der an dieser Stelle schlanken Radius- und Ulnadiaphyse und liegen ventrolateral und dorsomedial von den zwei Knochen.

Hautzonen der sicheren Areale. Sie stellen zwei schmale ventrolateral und dorsomedial bezüglich der Hilfslinien liegende Zonen dar.

- *Die* sehr schmale *ventrolaterale Zone* schließt sich unmittelbar der lateralen Hilfslinie nach ventral an. Sie entspricht der auf die Oberfläche projizierten Lateralfläche des Radius.

- *Die* schmale *dorsomediale Zone* liegt im dorsalen Drittel des Gebiets zwischen der dorsalen Kante der Ulna und der medialen Hilfslinie. Die Zone entspricht dem dorsalen Drittel des M. flexor carpi ulnaris über der Medialfläche der Ulna.

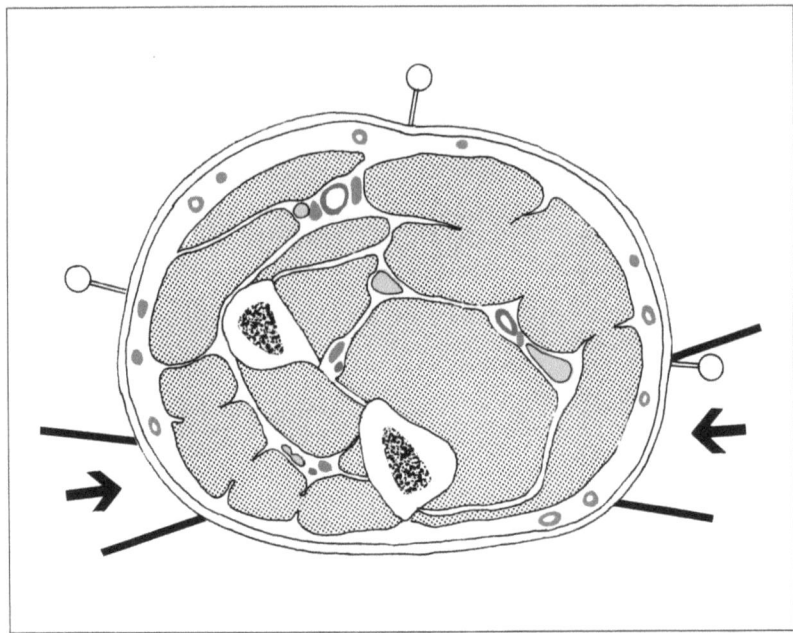

Querschnitt B 4

Separate externe Fixierung der Ulna

Sichere Areale zur Transfixation. Sie sind schmal wegen der Topographie der Nerven und Arterien und liegen medial und dorsolateral von der Ulna.

Hautzonen der sicheren Areale. Sie stellen zwei schmale Zonen dar, die dorsolateral und dorsomedial bezüglich der Hilfslinien liegen.

- *Die dorsolaterale Zone* umfaßt ein Viertel des Gebiets zwischen der lateralen Hilfslinie und der dorsalen Kante der Ulna. Die Zone liegt in der Mitte dieses Gebiets über dem M. extensor digitorum.

- *Die dorsomediale Zone* umfaßt die ventrale Hälfte des Gebiets zwischen der medialen Hilfslinie und der dorsalen Kante der Ulna. Sie liegt über der ventralen Hälfte des M. flexor carpi ulnaris, ohne seinen ventralen Rand zu erreichen.

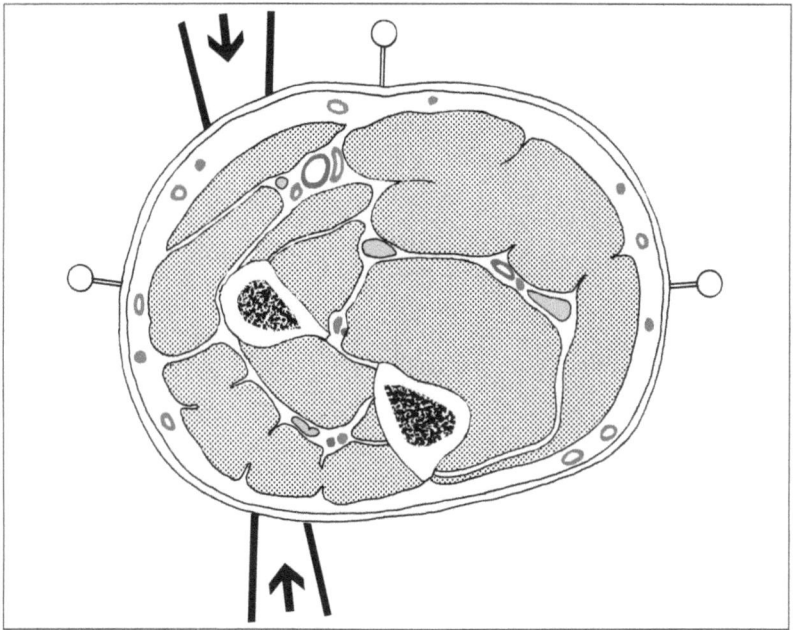

Querschnitt B 4

Separate externe Fixierung des Radius

Sichere Areale zur Transfixation. Sie sind äußerst reduziert und liegen ventral und dorsal vom Radius.

Hautzonen der sicheren Areale. Sie stellen zwei sehr schmale Zonen dar, die lateral von der ventralen Hilfslinie und der dorsalen Kante der Ulna liegen. Diese zwei Zonen sind auf ein sehr kleines Gebiet um die Sagittalachse durch die Radiusdiaphyse begrenzt.

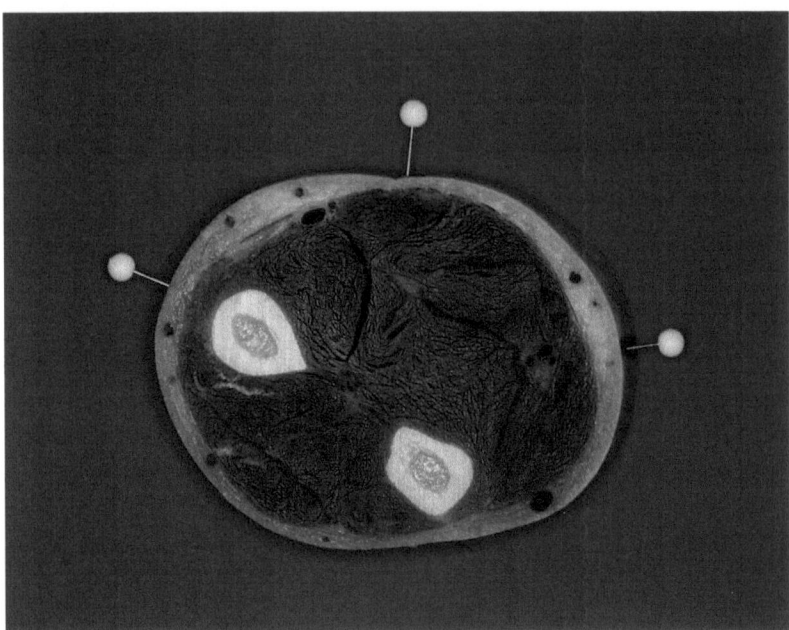

Querschnitt B 5

Knochen. Der Schnitt erfolgte unmittelbar proximal des Übergangs vom mittleren zum distalen Drittel der Radiusdiaphyse. Der Radius liegt nun oberflächlich und die Ulna mehr medial.

Gefäße und Nerven. Die radialen und ulnaren Gefäße und die Nn. medianus und ulnaris verlaufen alle auf einer ventralen zu den Knochen parallelen Ebene. Der R. profundus des N. radialis verzweigt sich zu den dorsalen Unterarmmuskeln.

Querschnitt B 5: Kombinierte externe Fixierung von Radius und Ulna 45

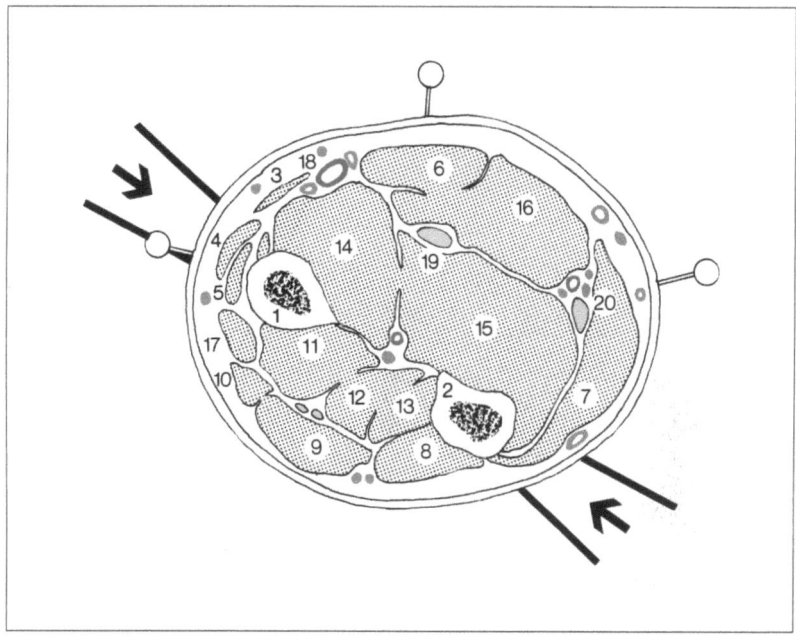

1 Radius
2 Ulna
3 M. brachioradialis
4 M. extensor carpi radialis longus
5 M. extensor carpi radialis brevis
6 M. flexor carpi radialis
7 M. flexor carpi ulnaris
8 M. extensor carpi ulnaris
9 M. extensor digitorum
10 M. extensor digiti minimi

11 M. extensor pollicis longus
12 M. extensor pollicis brevis
13 M. extensor indicis
14 M. flexor pollicis longus
15 M. flexor digitorum profundus
16 M. flexor digitorum superficialis
17 M. abductor pollicis
18 A. und V. radialis
19 N. medianus
20 A., V. und N. ulnaris

Kombinierte externe Fixierung von Radius und Ulna

Sichere Areale zur Transfixation. Sie sind schmal und liegen ventrolateral und dorsomedial von den zwei Unterarmknochen.

Hautzonen der sicheren Areale. Sie stellen zwei Zonen dar, die ventrolateral und dorsomedial bezüglich der Hilfslinien liegen.

- *Die ventrolaterale Zone* erstreckt sich zwischen der Lateralfläche des Radius, die an der Oberfläche unter den Sehnen der Mm. extensor carpi radialis brevis und longus liegt, und der lateralen Hilfslinie.

- *Die dorsomediale Zone* liegt medial der dorsalen Kante der Ulna und dem dorsalen Teil des M. flexor carpi ulnaris an. Sie entspricht der Medialfläche der Ulna.

46   Querschnitte des Unterarms

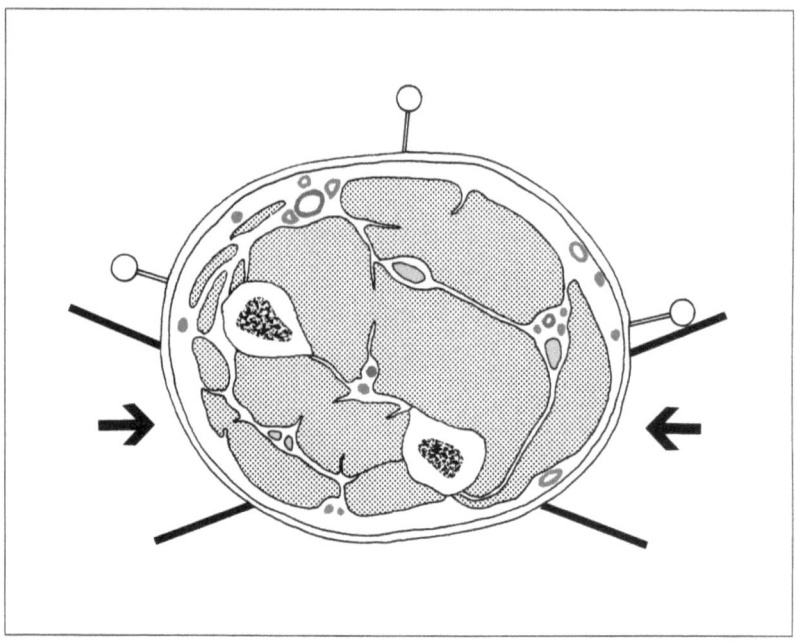

Querschnitt B 5

Separate externe Fixierung der Ulna

Sichere Areale zur Transfixation. Sie sind deutlich verbreitert aufgrund der Verzweigung des R. profundus des N. radialis und der Verlagerung des N. ulnaris nach ventral. Sie liegen medial und lateral von der Ulna.

Hautzonen der sicheren Areale. Sie stellen zwei dorsomedial und dorsolateral bezüglich der Hilfslinien liegende Zonen dar.

- *Die dorsolaterale Zone* umfaßt die Hälfte des Gebiets zwischen der lateralen Hilfslinie und der dorsalen Kante der Ulna. Ihre laterale Grenze liegt leicht dorsal von der lateralen Hilfslinie, ohne den Radius zu erreichen.

- *Die dorsomediale Zone* umfaßt die ventrale Hälfte des Gebiets zwischen der dorsalen Kante der Ulna und der medialen Hilfslinie, die sie nicht ganz erreicht.

Querschnitt B5: Separate externe Fixierung des Radius 47

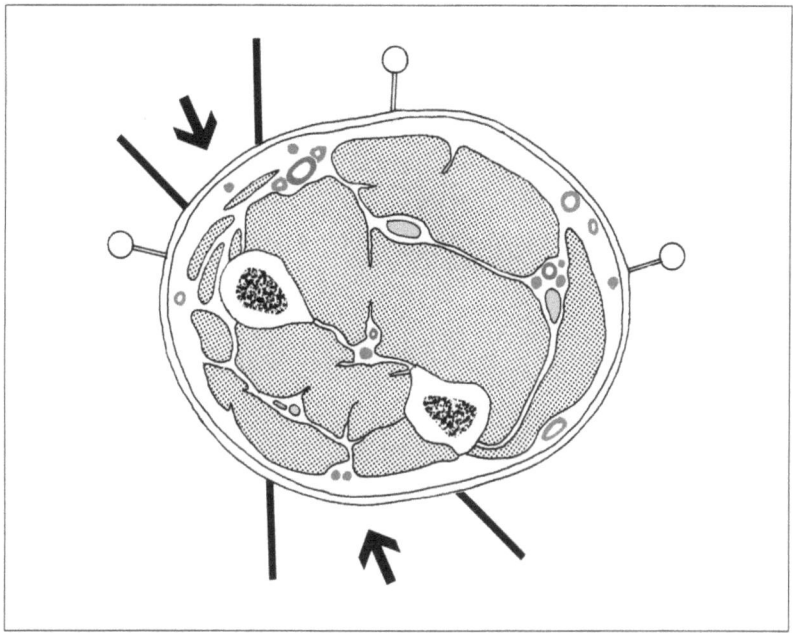

Querschnitt B 5

Separate externe Fixierung des Radius

Sichere Areale zur Transfixation. Sie sind nun sehr verbreitert aufgrund der Verlagerung des Radius nach lateral und der Verzweigung des tiefen Astes des N. radialis. Die Areale liegen ventral und dorsal von der Radiusdiaphyse.

Hautzonen der sicheren Areale. Sie stellen zwei Zonen dar, die ventrolateral und dorsolateral bezüglich der Hilfslinien liegen.

- *Die ventrolaterale Zone* hat als mediale Grenze die Sehne des M. brachioradialis und als dorsale die Mitte der Lateralfläche des Radius.

- *Die dorsolaterale Zone* umfaßt die dorsale Hälfte des Gebiets zwischen der lateralen Hilfslinie und der Dorsalkante der Ulna.

48 Querschnitte des Unterarms

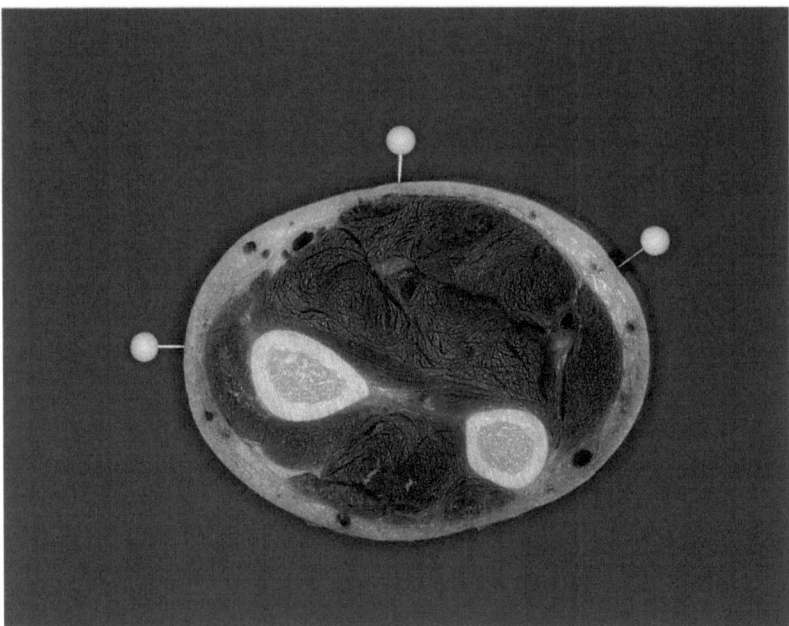

Querschnitt B 6

Knochen. Der Schnitt erfolgte unmittelbar distal des Übergangs vom mittleren zum distalen Drittel des Radius. Der Radius liegt nun oberflächlich und die Ulna mehr medial.

Gefäße und Nerven. Die radialen Gefäße verlaufen oberflächlich und ventral, lateral von ihnen liegt die Sehne des M. brachioradialis. Die ulnaren Gefäße und Nerven werden vom M. flexor carpi ulnaris bedeckt.

Querschnitt B6: Kombinierte externe Fixierung von Radius und Ulna 49

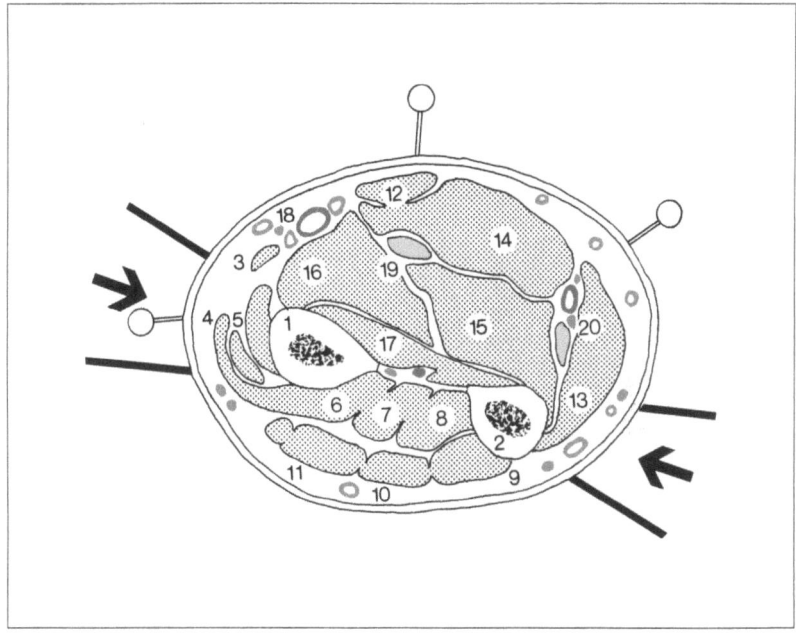

1 Radius
2 Ulna
3 M. brachioradialis
4 M. extensor carpi radialis longus
5 M. extensor carpi radialis brevis
6 M. abductor pollicis longus
7 M. extensor pollicis brevis
8 M. extensor pollicis longus
9 M. extensor carpi ulnaris
10 M. extensor digiti minimi

11 M. extensor digitorum
12 M. flexor carpi radialis
13 M. flexor carpi ulnaris
14 M. flexor digitorum superficialis
15 M. flexor digitorum profundus
16 M. flexor pollicis longus
17 M. pronator quadratus
18 A. und V. radialis
19 N. medianus
20 A., V. und N. radialis

Kombinierte externe Fixierung von Radius und Ulna

Sichere Areale zur Transfixation. Sie liegen ventrolateral und dorsomedial von den zwei Knochen.

Hautzonen der sicheren Areale. Sie stellen zwei Zonen dar, die ventrolateral und dorsomedial bezüglich der Hilfslinien liegen.

- *Die ventrolaterale Zone* erstreckt sich auf beiden Seiten der lateralen Hilfslinie und umfaßt das Gebiet zwischen der Sehne des M. brachioradialis und der des M. extensor carpi radialis brevis. Sie liegt über der Lateralfläche des Radius.

- *Die dorsomediale Zone* umfaßt das dorsale Drittel des Gebiets zwischen der medialen Hilfslinie und der dorsalen Kante der Ulna, an die sie anstößt. Sie liegt über der Medialfläche der Ulna.

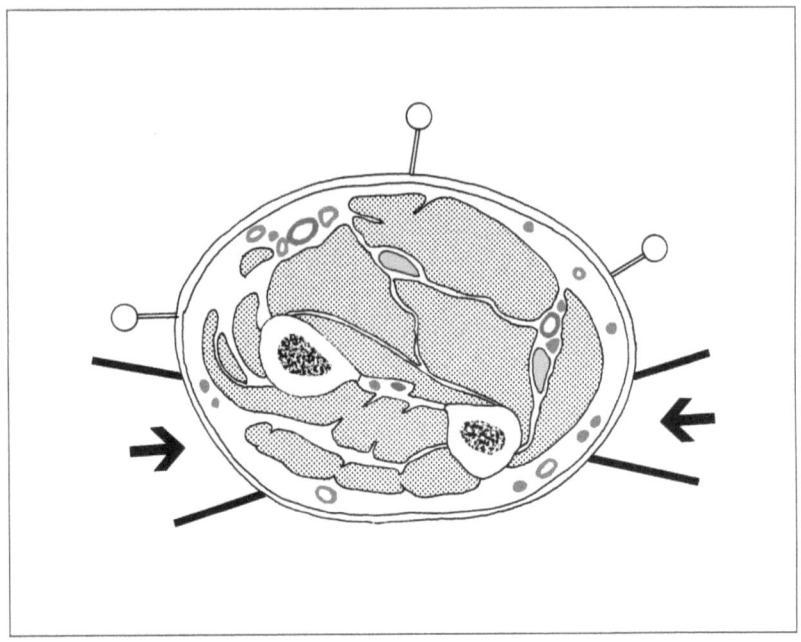

Querschnitt B 6

Separate externe Fixierung der Ulna

Sichere Areale zur Transfixation. Sie sind wegen des abnehmenden Unterarmumfangs etwas verschmälert und liegen medial und lateral von der Ulna.

Hautzonen der sicheren Areale. Sie stellen zwei Zonen dar, die dorsolateral und dorsomedial bezüglich der Hilfslinien liegen.

- *Die dorsolaterale Zone* umfaßt die laterale Hälfte des Gebiets zwischen der dorsalen Kante der Ulna und der lateralen Hilfslinie, ohne diese zu erreichen.
- *Die dorsomediale Zone* umfaßt das mittlere Drittel des Gebiets zwischen der medialen Hilfslinie und der dorsalen Kante der Ulna.

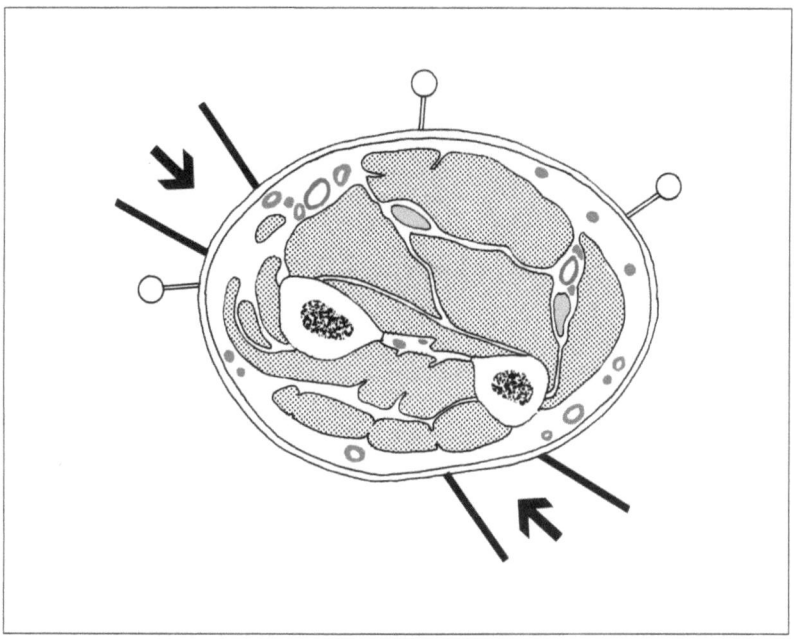

Querschnitt B 6

Separate externe Fixierung des Radius

Sichere Areale zur Transfixation. Sie liegen ventrolateral und dorsomedial vom Radius.

Hautzonen der sicheren Areale. Sie stellen zwei enge Zonen dar, die ventrolateral und dorsal bezüglich der Hilfslinien liegen.

- *Die ventrolaterale Zone* erstreckt sich zwischen der Sehne des M. brachioradialis und der lateralen Hilfslinie.
- *Die dorsolaterale Zone* befindet sich zwischen dem M. extensor carpi ulnaris und der Dorsalkante der Ulna.

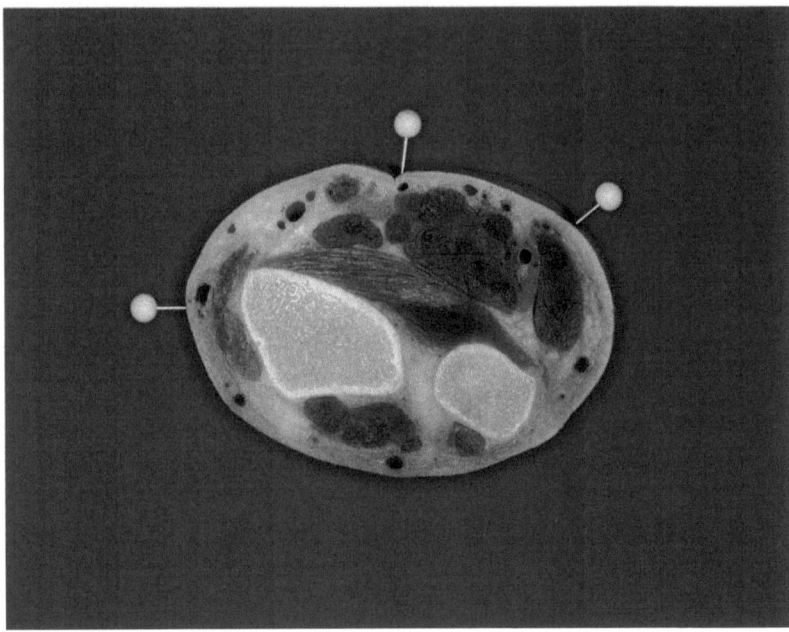

Querschnitt B 7

Knochen. Die Schnittebene liegt in Höhe der distalen Radiusmetaphyse. Die Durchmesser beider Unterarmknochen haben zugenommen, aber die Nähe des Radioulnargelenks erlaubt auf dieser Ebene die externe gleichzeitige Fixierung der beiden Knochen nicht.

Gefäße und Nerven. Die radialen Gefäße und der N. medianus verlaufen ventral von der Radiusmetaphyse, die ulnaren Gefäße und Nerven liegen auf der Ventralfläche der Ulna. Die Sehnen der Strecker der Fingerbeuger befinden sich zwischen den zwei Gefäß-Nerven-Bündeln. Die Sehnen der Strecker liegen auf den dorsalen und lateralen Flächen der Knochen.

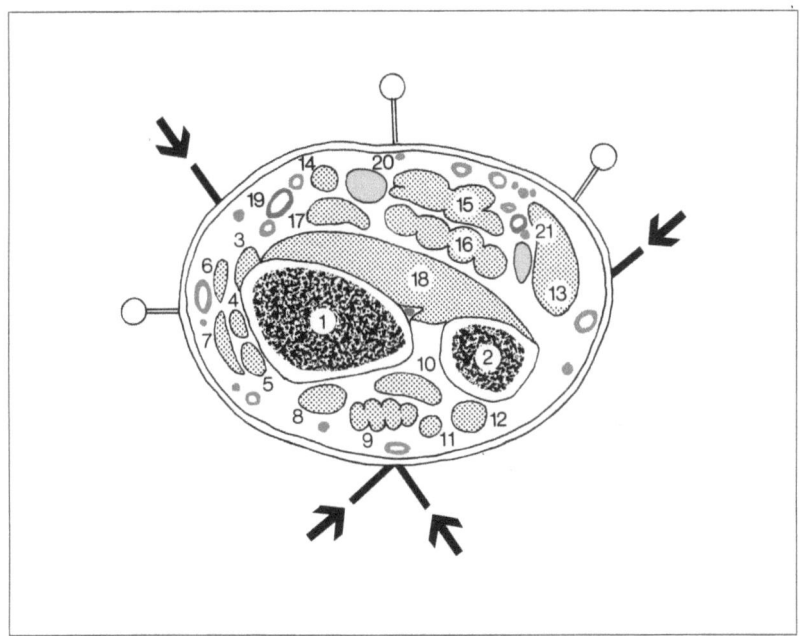

1 Radius
2 Ulna
3 M. brachioradialis
4 M. extensor carpi radialis longus
5 M. extensor carpi radialis brevis
6 M. abductor pollicis longus
7 M. extensor pollicis brevis
8 M. extensor pollicis longus
9 M. extensor digitorum
10 M. extensor indicis
11 M. extensor digiti minimi
12 M. extensor carpi ulnaris
13 M. flexor carpi ulnaris
14 M. flexor carpi radialis
15 M. flexor digitorum superficialis
16 M. flexor digitorum profundus
17 M. flexor pollicis longus
18 M. pronator quadratus
19 A. und V. radialis
20 N. medianus
21 A., V. und N. ulnaris

Sichere Areale zur Transfixation. Sie sind bei beiden Knochen auf einen Draht reduziert, der Zugang für nur einen Nagel bietet.

Zugänge zur separaten externen Fixierung der Ulna

Sie befinden sich am dorsalen Rand der Sehne des M. flexor carpi ulnaris und in der Mitte der Dorsalseite des Unterarms.

Zugänge zur separaten externen Fixierung des Radius

Sie befinden sich am palmaren Rand der distalen Radiusmetaphyse und in der Mitte der Dorsalseite des Unterarms.

54 Querschnitte des Unterarms

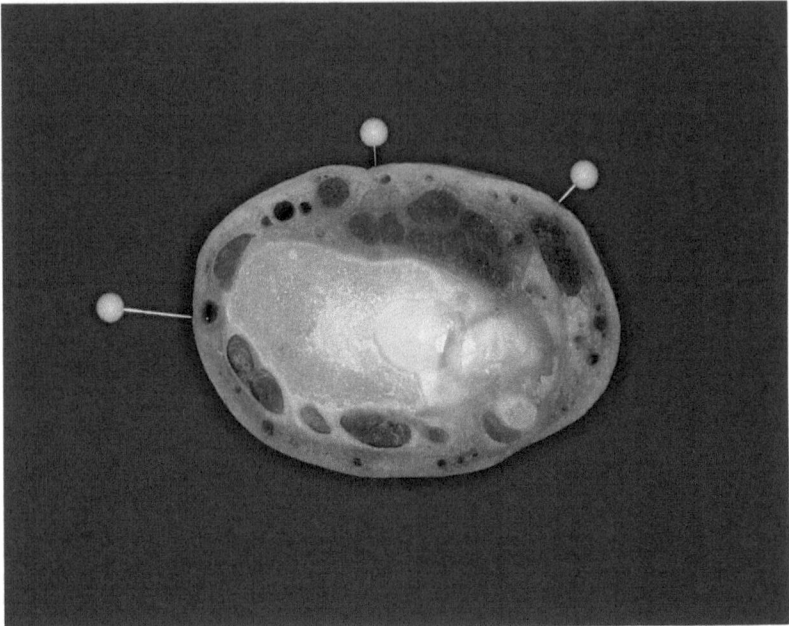

Querschnitt B 8

Knochen. Die Schnittebene liegt in Höhe der distalen Radiusepiphyse. Sie führt durch das distale Radioulnar- und Radiocarpalgelenk. Der Radius hat sich beträchtlich verbreitert, während die Ulna nur noch mit ihrem Kopf und dem Processus styloideus am Schnitt beteiligt ist.

Gefäße und Nerven. Sie bilden nahe der knöchernen Elemente eine gemeinsame Gruppe. Durch die Anwesenheit der Gelenke ist nur die separate externe Fixierung des Radius möglich.

Querschnitt B 8

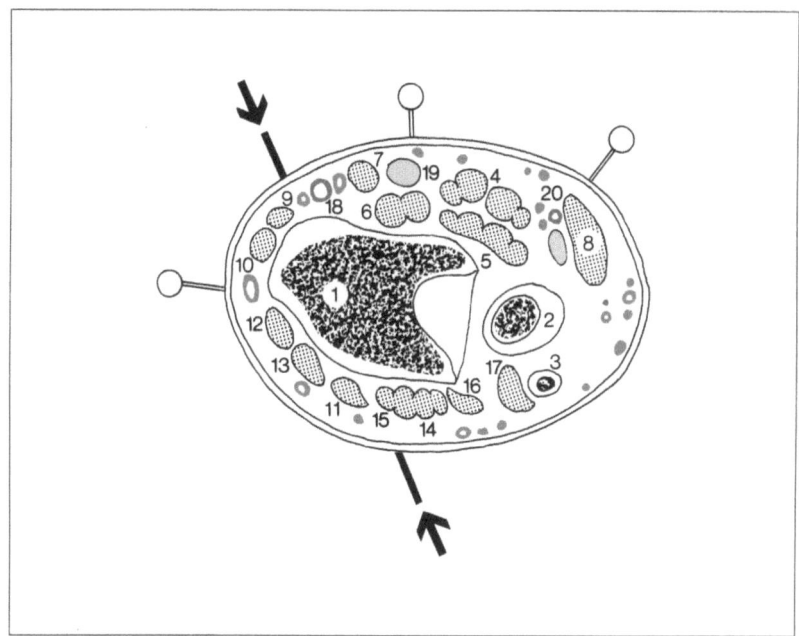

1 Radius	11 M. extensor pollicis longus
2 Ulna (Caput)	12 M. extensor carpi radialis longus
3 Ulna (Processus styloideus)	13 M. extensor carpi radialis brevis
4 M. flexor digitorum superficialis	14 M. extensor digitorum
5 M. flexor digitorum profundus	15 M. extensor indicis
6 M. flexor pollicis longus	16 M. extensor digiti minimi
7 M. flexor carpi radialis	17 M. extensor carpi ulnaris
8 M. flexor ulnaris	18 A. und V. radialis
9 M. abductor pollicis longus	19 N. medianus
10 M. extensor pollicis brevis	20 A., V. und N. ulnaris

Sichere Areale zur Transfixation. Sie sind auf einen Draht für einen Nagel in den Radius beschränkt, der von seiner Palmarkante zur Dorsalfläche reicht.

Zugänge zur externen Fixierung des Radius. Ein Zugang liegt am palmaren Rand der distalen Radiusepiphyse, der andere in der Mitte der Dorsalseite des Unterarms, lateral von der Sehne des M. extensor digitorum.

Zusammenfassung der sicheren Zonen des Unterarms

Die Gegenbewegung von Radius und Ulna erfordert entweder die getrennte oder die kombinierte Transfixation beider Knochen. Jedoch sind die geeigneten Zonen für jede dieser beiden Methoden verschieden, deshalb werden sie auch getrennt dargestellt.

Kombinierte externe Fixierung beider Unterarmknochen

Die beschriebenen Hautzonen der zur Transfixation geeigneten Areale bilden durch Aneinanderreihung Bänder, die am Unterarm herabziehen.

Proximale und distale Epiphyse (Schnitte B1, B2; B7, B8)

Die kombinierte externe Fixierung beider Knochen ist in diesen Regionen wegen der Radioulnargelenke nicht möglich.

Diaphyse (Schnitte B3-B6)

Die kombinierte externe Fixierung ist in diesem Abschnitt möglich. Der laterale Zugang zu beiden Knochen erfolgt von einem schmalen Hautband aus, das sich in Längsrichtung ventrolateral bezüglich der Hilfslinien erstreckt. Dieses Band umfaßt ein Viertel der Fläche zwischen der ventralen und lateralen Hilfslinie und liegt über der Lateralfläche des Radius.
Der mediale Zugang erfolgt von einem Hautband aus, das sich in Längsrichtung dorsomedial bezüglich der Hilfslinien erstreckt. Dieses Band ist schmal und umfaßt ein Viertel der Fläche zwischen der medialen Hilfslinie und der Dorsalkante der Ulna.

Die sicheren Hautzonen zur kombinierten Transfixation beider Unterarmknochen, die von der ventralen zur dorsalen Seite des Unterarms verlaufen, sind als *laterales Band* (Band 1) bezeichnet und diejenigen, die an der Dorsalkante der Ulna entlangziehen, als *dorsomediales Band* (Band 2).

Die sicheren Zonen des Unterarms (Kombinierte externe Fixierung) 57

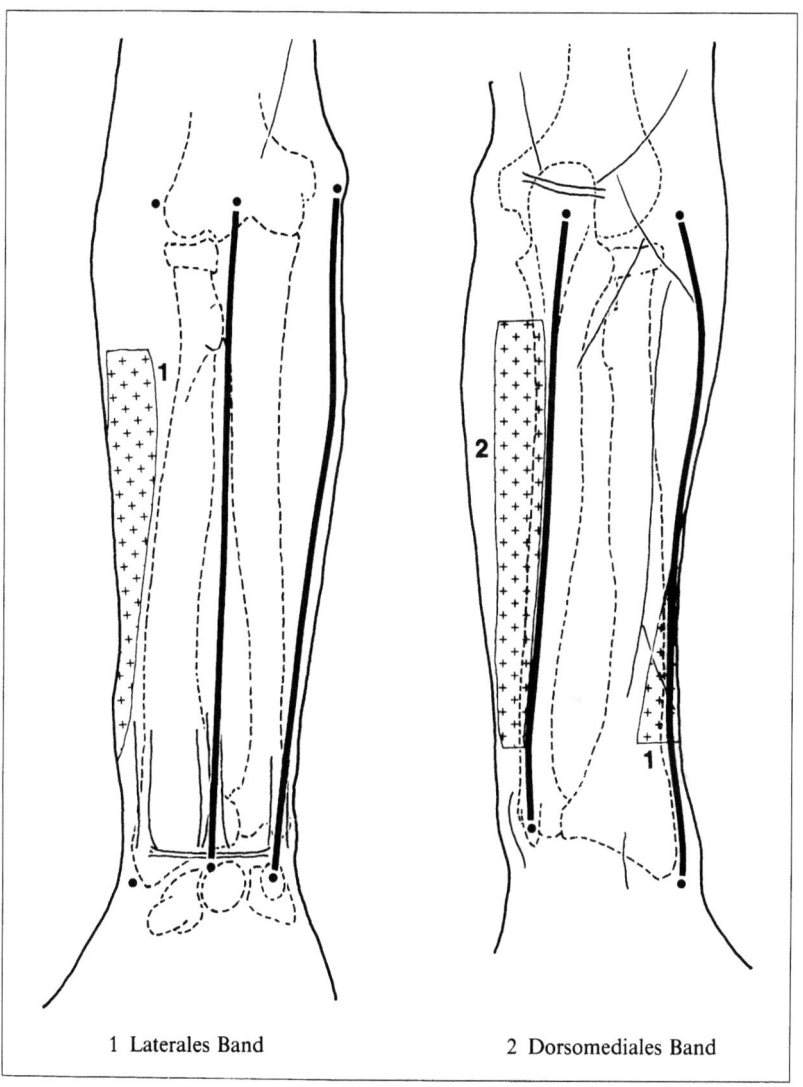

1 Laterales Band
2 Dorsomediales Band

58   Querschnitte des Unterarms

Separate externe Fixierung der Ulna

Die beschriebenen Hautzonen der zur Transfixation geeigneten Areale bilden aneinandergereiht Bänder, die sich am Unterarm herabziehen.

Proximaler Epiphysenabschnitt (Schnitte B 1, B 2)

Die extraartikuläre externe Fixierung der Ulna ist im Olecranon möglich. Der Zugang erfolgt von einem bezüglich der Hilfslinien und der Dorsalkante der Ulna dorsolateralen und dorsomedialen Band. Diese Bänder nehmen die ventrale Hälfte der Fläche zwischen der medialen bzw. der lateralen Hilfslinie und der Dorsalkante der Ulna ein. Die externe Fixierung sollte hier in jedem Fall dorsal von der lateralen und medialen Hilfslinie erfolgen.

Diaphysenabschnitt (Schnitte B 3 - B 6)

Der Zugang zur medialen und lateralen Fläche der Ulna ist von Hautzonen aus möglich, die sich dorsomedial und dorsolateral bezüglich der Hilfslinien erstrecken.
Das dorsolaterale Band nimmt das mittlere Drittel der Fläche zwischen der lateralen Hilfslinie und der Dorsalkante der Ulna ein. Das schmale dorsomediale Band grenzt unmittelbar dorsal an die mediale Hilfslinie an, ohne sie zu überschreiten.

Distaler Epiphysenabschnitt der Ulna (Schnitt B 7)

Zur externen Fixierung gibt es nur für einen Nagel einen sicheren Zugang zur Ulna; dieser liegt zwischen dem dorsalen Rand der Sehne des M. flexor carpi ulnaris und der Mitte der Dorsalseite des Unterarms.

Ulnakopf (Schnitt B 8)

Die externe Fixierung ist hier nicht möglich, da diese intraartikulär liegt.

Die sicheren Hautzonen für die separate Transfixation der Ulna sind als *dorsolaterales Band* (Band 1) und als *dorsomediales* Band (Band 2) bezeichnet. Beide verlaufen parallel zur Ulna.

Die sicheren Zonen des Unterarms (Separate externe Fixierung der Ulna) 59

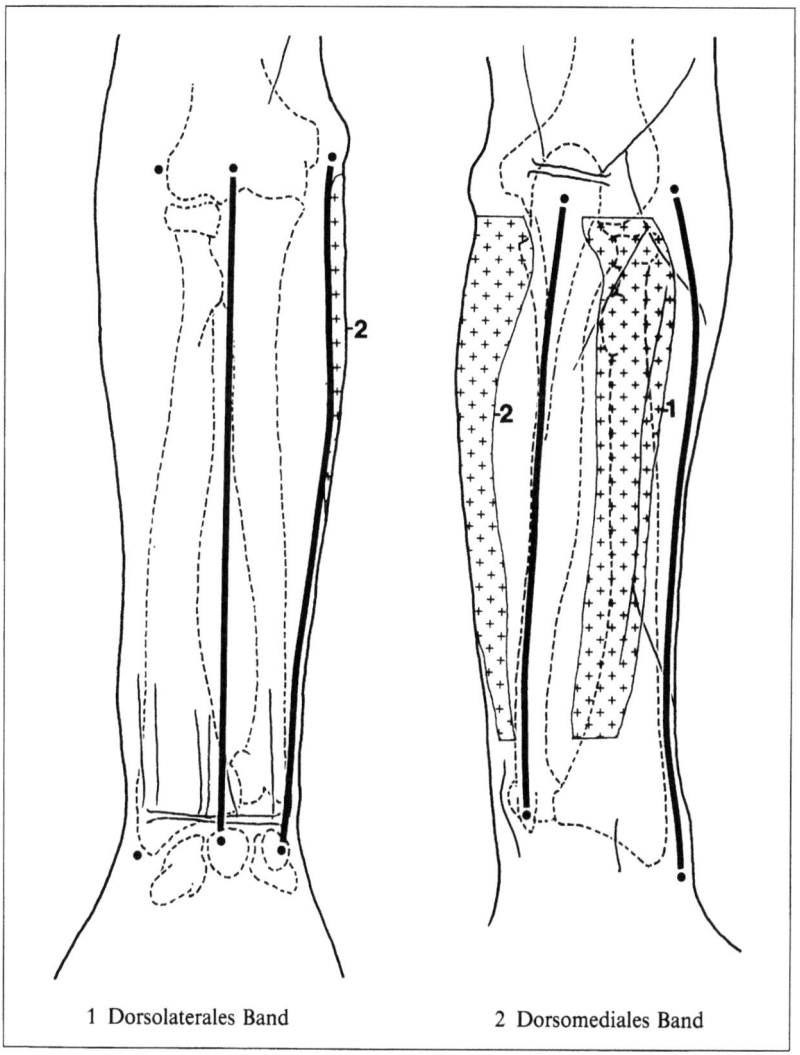

1 Dorsolaterales Band   2 Dorsomediales Band

60   Querschnitte des Unterarms

Separate externe Fixierung des Radius
Die beschriebenen Hautzonen der zur Transfixation geeigneten Areale bilden durch Aneinanderreihung Bänder, die am Unterarm herabziehen.

Caput und Collum radii (Schnitte B 1, B 2)
Die externe Fixierung ist nicht möglich, da diese Strukturen intraartikulär liegen.

Diaphysen- und distaler Epiphysenabschnitt (Schnitte B 3-B 8)
Die Transfixation ist von zwei Bändern aus möglich, die in ihrem Verlauf vom proximalen Radiusdrittel zur distalen Diaphyse ihre Richtung ändern.
Das anfänglich ventral vom Knochen liegende Band verlagert sich zunehmend nach lateral. Proximal ist es sehr schmal und liegt zwischen der ventralen und lateralen Hilfslinie mit gleichem Abstand zu ihnen; zum Übergang vom mittleren zum distalen Diaphysendrittel hin erweitert es sich dann, bevor es sich wieder bei der Annäherung an die laterale Hilfslinie verengt. Auf der Ebene der distalen Epiphyse ist das Band auf eine Linie reduziert, die der Palmarkante des Radiusendes entspricht.
Das anfänglich dorsal vom Radius liegende Band ist zunächst sehr schmal und verbreitert sich dann, bis es am Übergang vom mittleren zum distalen Diaphysendrittel die Dorsalkante der Ulna erreicht, um sich dann wieder zu verengen. Auf der Ebene der distalen Metaphyse und Epiphyse ist das Band auf eine Linie reduziert, die in der Mitte der dorsalen Seite des Unterarms liegt.
Diese zwei Hautbänder erfahren zwischen der mittleren Diaphyse und dem distalen Radiusende eine mit der A. radialis gleichsinnige Richtungsänderung von 30°.

Die sicheren Hautzonen zur separaten Transfixation des Radius werden als *ventrolaterales Band* (Band 1) und als *dorsolaterales Band* (Band 2) bezeichnet.

Die sicheren Zonen des Unterarms (Separate externe Fixierung des Radius)

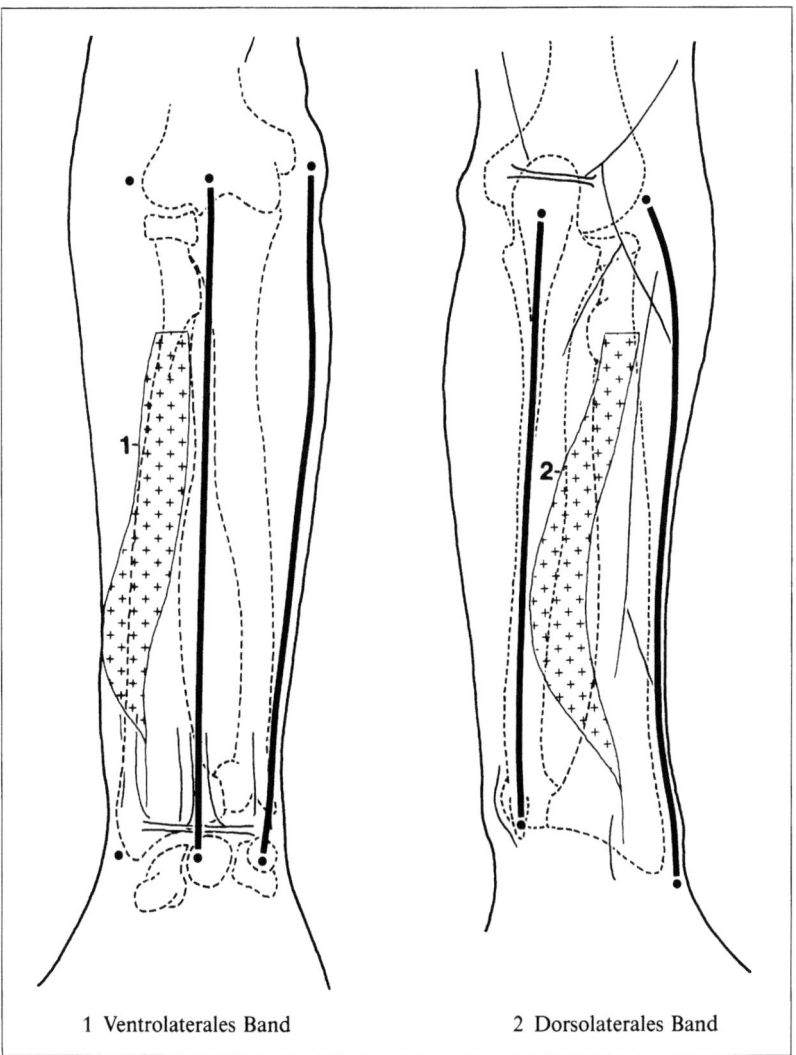

1 Ventrolaterales Band   2 Dorsolaterales Band

Computertomogramme des Unterarms

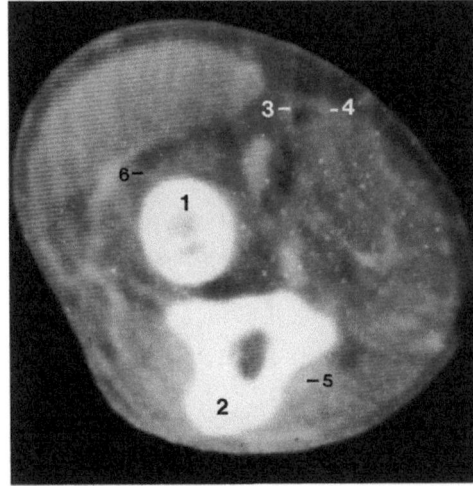

Proximale Metaphyse

1 Radius (Collum)
2 Ulna (Olecranon)
3 Brachiale Gefäße
4 N. medianus
5 N. ulnaris
6 N. radialis

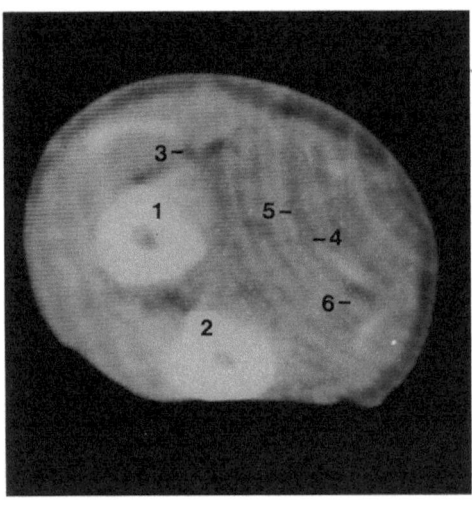

Proximale Diaphyse

1 Radius
2 Ulna
3 Radiale Gefäße
4 Ulnare Gefäße
5 N. medianus
6 N. ulnaris

Computertomogramme des Unterarms 63

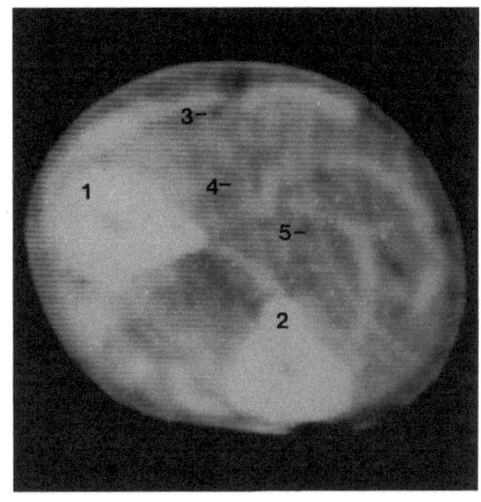

Distale Diaphyse

1 Ulna
2 Radius
3 Radiale Gefäße
4 N. medianus
5 A., V. und N. ulnaris

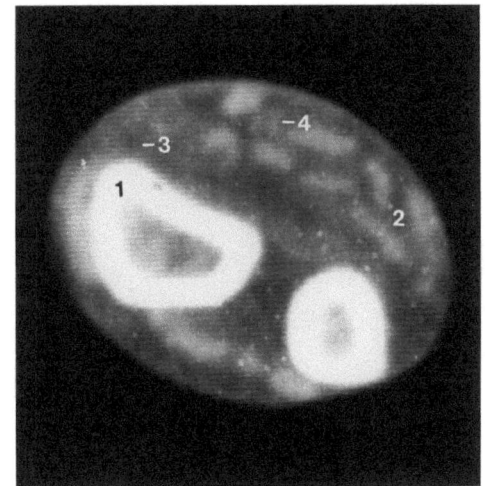

Distale Metaphyse

1 Radius
2 A., V. und N. ulnaris
3 Radiale Gefäße
4 N. medianus

C. Querschnitte des Oberschenkels

66 Querschnitte des Oberschenkels

Schnittebenen

Die elf Querschnitte sind in sechs Gruppen geordnet, die den zur externen Fixierung des Oberschenkels in der Regel geeigneten Knochenabschnitten entsprechen.

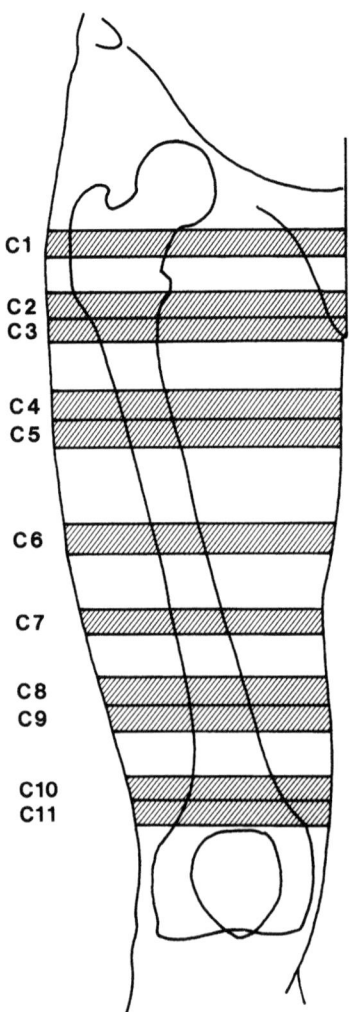

Proximale Epiphyse (C1)

Der Schnitt liegt auf der Ebene des Collum femoris und des Trochanter major.

Proximale Metaphyse (C2, C3)

Die Schnitte liegen auf beiden Seiten des distalen Randes des Trochanter minor.

Proximale Diaphyse (C4, C5)

Die Schnitte liegen auf beiden Seiten des Übergangs vom proximalen zum mittleren Drittel der Femurdiaphyse.

Mittlere Diaphyse (C6, C7)

Die Schnitte liegen auf dem mittleren Drittel (C6) in der Mitte der proximalen Hälfte von diesem Drittel. C7 liegt in der Mitte der distalen Hälfte von diesem Drittel.

Distale Diaphyse (C8, C9)

Die Schnitte liegen auf beiden Seiten des Übergangs vom mittleren zum distalen Drittel der Femurdiaphyse.

Distale Metaphyse (C10, C11)

Die Schnitte erfolgten oberhalb des proximalen Randes der Patella.

Markierungspunkte und Hilfslinien 67

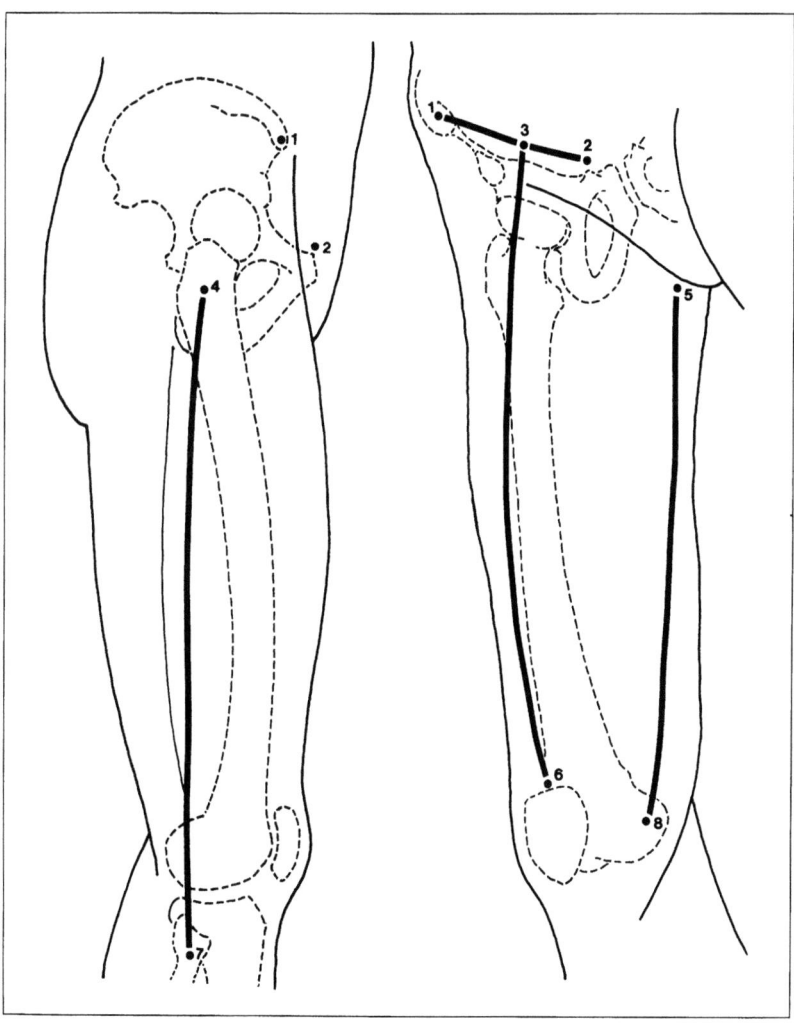

Markierungspunkte

1 Spina iliaca anterior superior
2 Tuberculum pubicum
3 Mitte der Linie 1-2
4 Mitte des Trochanter major
5 Ursprungssehne des M. gracilis
6 Mitte der Basis patellae
7 Mitte des Caput fibulae
8 Mitte des Condylus medialis femoris

Hilfslinien

Ventrale Hilfslinie: Linie 3-6
Laterale Hilfslinie: Linie 4-7
Mediale Hilfslinie: Linie 5-8

68 Querschnitte des Oberschenkels

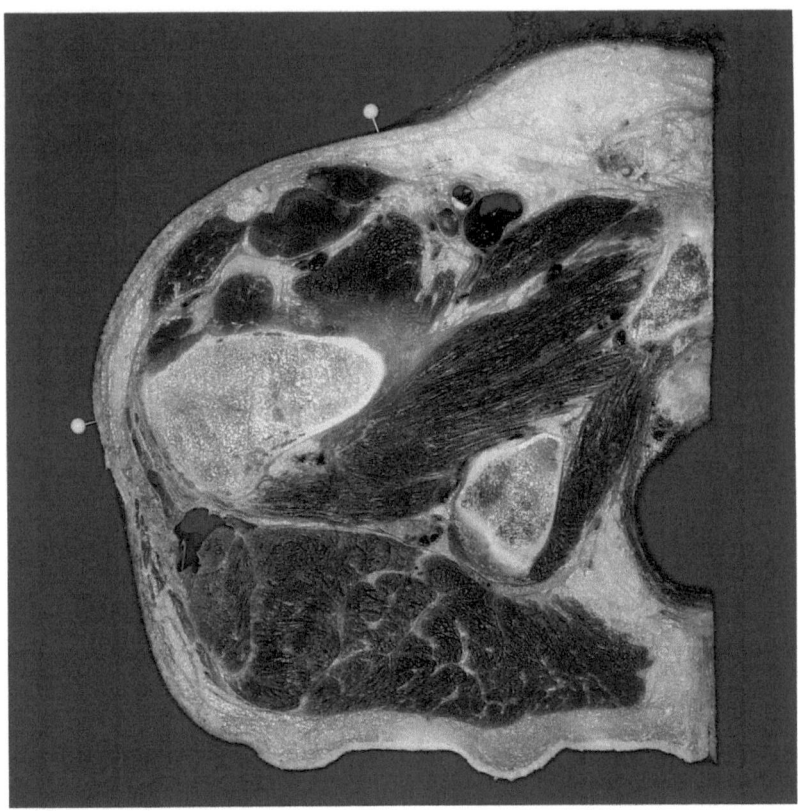

Querschnitt C1

Knochen. Der Schnitt zeigt den Femur (Collum und Trochanter major) und das Becken (Os ischii und Os pubis).

Gefäße und Nerven. Die A. und V. femoralis verlaufen ventromedial vom Femur. Der N. femoralis und seine noch unverzweigten Äste liegen zwischen den Gefäßen und dem M. sartorius. Der N. ischiadicus läuft den femoralen Gefäßen gegenüber in der Sagittalebene.

Querschnitt C1 69

1 Femur (Trochanter major)	5 M. tensor fasciae latae	10 M. iliopsoas	15 M. quadratus femoris
	6 M. vastus lateralis	11 M. pectineus	16 A. femoralis
2 Femur (Collum)	7 M. vastus intermedius	12 M. obturator externus	17 V. femoralis
3 Os ischii	8 M. rectus femoris	13 M. obturator internus	18 N. ischiadicus
4 Os pubis	9 M. sartorius	14 M. glutaeus maximus	19 N. femoralis

Sichere Areale zur Transfixation. Die externe Fixierung ist in Richtung auf das Becken nicht möglich. Die sicheren Areale sind hier ausgedehnt und liegen ventral und dorsal vom Femur.

Hautzonen der sicheren Areale. Sie stellen zwei ventrolateral und dorsolateral bezüglich der Hilfslinien liegende Zonen dar.

- *Die ventrolaterale Zone* umfaßt die ventrale Hälfte der Fläche zwischen der ventralen und der lateralen Hilfslinie.

- *Die dorsolaterale Zone* liegt ihr, symmetrisch bezüglich der lateralen Hilfslinie, gegenüber.

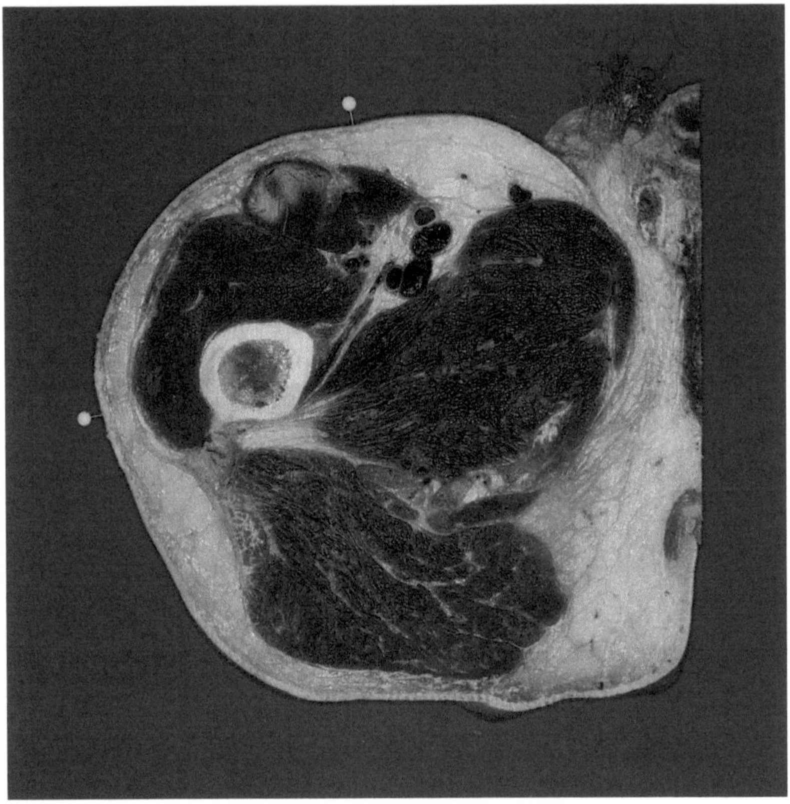

Querschnitt C2

Knochen. Der Schnitt zeigt den Femur auf der Ebene des Trochanter minor.

Gefäße und Nerven. Die femoralen Gefäße beginnen sich auf dieser Ebene von der A. und V. profunda femoris zu trennen. Diese zwei Gefäßbündel verlaufen ventromedial vom Femur. Der N. femoralis hat sich in seine Äste verzweigt. Der N. ischiadicus verläuft gegenüber den femoralen Gefäßen in der Sagittalebene.

Querschnitt C2

1 Femur (Trochanter minor)	8 M. iliopsoas	15 M. semimembranosus
2 M. tensor fasciae latae	9 M. pectineus	16 M. biceps femoris (Caput longum)
3 M. vastus lateralis	10 M. adductor longus	17 M. glutaeus maximus
4 M. vastus intermedius	11 M. adductor brevis	18 A. und V. femoralis
5 M. vastus medialis	12 M. adductor magnus	19 A. und V. profunda femoris
6 M. rectus femoris	13 M. gracilis	20 V. saphena magna
7 M. sartorius	14 M. semitendinosus	21 N. ischiadicus

Sichere Areale zur Transfixation. Die Transfixation auf dieser Ebene ist in Richtung auf das Becken nicht möglich. Die sicheren Areale sind breit und liegen ventral und dorsal vom Femur.

Hautzonen der sicheren Areale. Sie stellen zwei Zonen dar, die ventrolateral und dorsolateral bezüglich der Hilfslinien liegen.
- *Die ventrolaterale Zone* erstreckt sich auf der ventralen Hälfte der Fläche zwischen der ventralen und lateralen Hilfslinie und dehnt sich medialwärts etwas über die ventrale Hilfslinie hinaus.
- *Die dorsolaterale Zone* liegt zur ventrolateralen Zone symmetrisch bezüglich der lateralen Hilfslinie.

72 Querschnitte des Oberschenkels

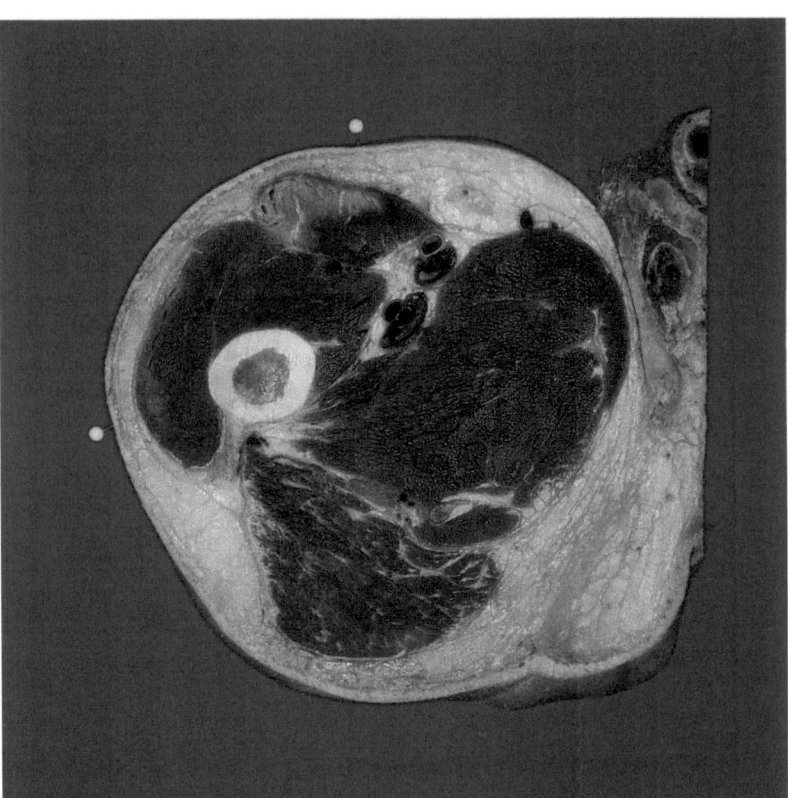

Querschnitt C3

Knochen. Der Schnitt zeigt die proximale Metaphyse des Femurs.

Gefäße und Nerven. Die A. und V. femoralis laufen nun von der A. und V. profunda femoris getrennt, welche zum Femur ziehen. Der N. ischiadicus bleibt in der Sagittalebene gegenüber den femoralen Gefäßen.

Querschnitt C3

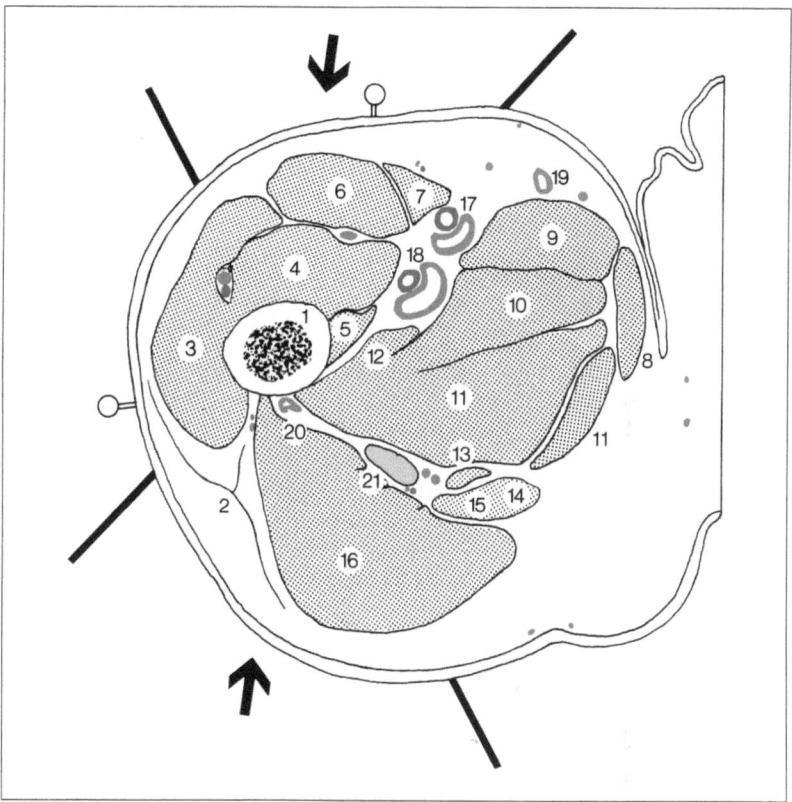

1 Femur
2 Tractus iliotibialis
3 M. vastus lateralis
4 M. vastus intermedius
5 M. vastus medialis
6 M. rectus femoris
7 M. sartorius
8 M. gracilis
9 M. adductor longus
10 M. adductor brevis
11 M. adductor magnus
12 M. pectineus
13 M. semimembranosus
14 M. semitendinosus
15 M. biceps femoris (Caput longum)
16 M. glutaeus maximus
17 A. und V. femoralis
18 A. und V. profunda femoris
19 V. saphena magna
20 A. und V. perforantes
21 N. ischiadicus

Sichere Areale zur Transfixation. Die Transfixation ist in Richtung auf das Perineum nicht möglich. Die geeigneten Areale sind ausgedehnt und liegen ventral und lateral vom Femur.

Hautzonen der sicheren Areale. Sie stellen zwei Zonen dar, die ventral und dorsolateral bezüglich der Hilfslinien liegen.
- *Die ventrale Zone* erstreckt sich über die ventrale Hilfslinie hinaus bis zum M. sartorius. Sie reicht lateral bis zur Mitte der Fläche zwischen der ventralen und lateralen Hilfslinie.
- *Die dorsolaterale Zone* hat ihre dorsale Grenze in der Mitte des M. glutaeus maximus; ihre laterale Grenze bildet der dorsale Rand des M. vastus lateralis, ohne daß sie die laterale Hilfslinie erreicht.

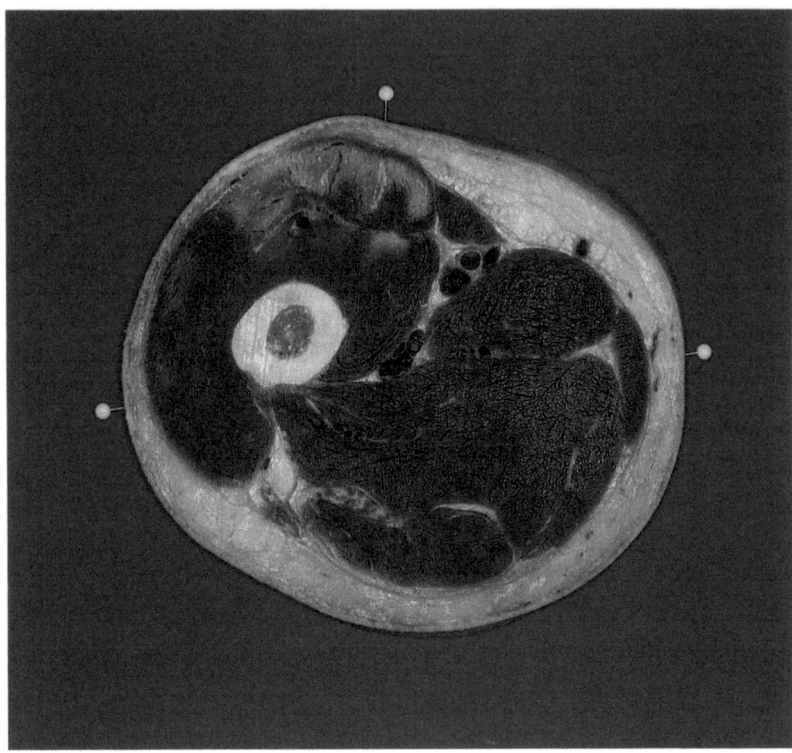

Querschnitt C4

Knochen. Der Schnitt liegt am Übergang zwischen dem proximalen und mittleren Drittel der Femurdiaphyse. Der Knochen befindet sich auf diesem kreisförmigen Schnitt lateral.

Gefäße und Nerven. Die A. und V. femoralis verlaufen ventral vom Femur unter dem M. sartorius. Die tiefen Gefäße ziehen in Richtung der Dorsalfläche des Femurs. Der N. ischiadicus nähert sich ebenfalls dem Femur.

Querschnitt C4   75

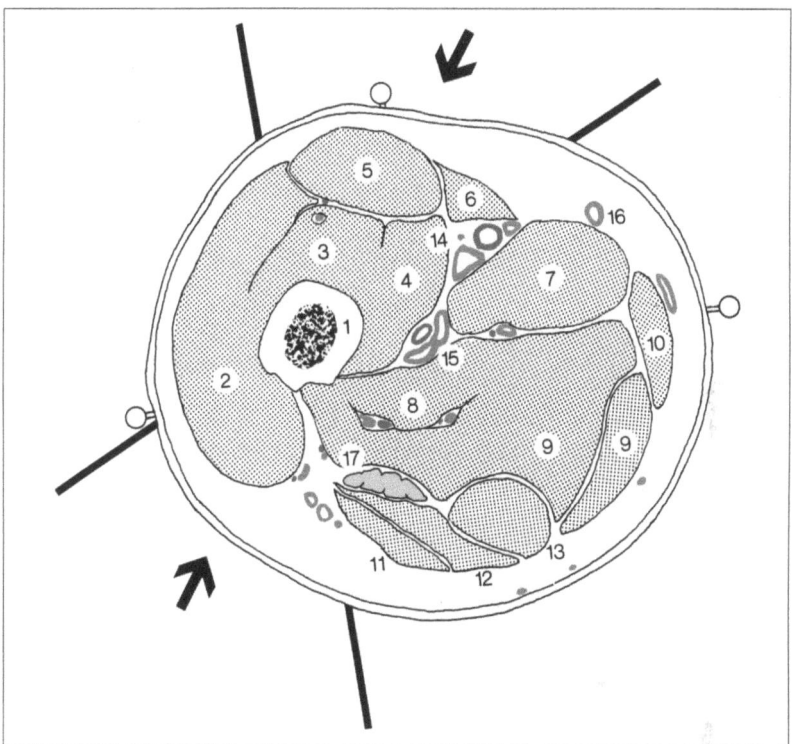

1 Femur	7 M. adductor longus	13 M. semimembranosus
2 M. vastus lateralis	8 M. adductor brevis	14 A. und V. femoralis
3 M. vastus intermedius	9 M. adductor magnus	15 A. und V. profunda femoris
4 M. vastus medialis	10 M. gracilis	16 V. saphena magna
5 M. rectus femoris	11 M. biceps femoris (Caput longum)	17 N. ischiadicus
6 M. sartorius	12 M. semitendinosus	

Sichere Areale zur Transfixation. Sie sind ausgedehnt und liegen ventromedial und dorsolateral vom Femur.

Hautzonen der sicheren Areale. Sie stellen zwei Zonen dar, die ventromedial und dorsolateral bezüglich der Hilfslinien liegen.

- *Die ventromediale Zone* erstreckt sich vom lateralen Rand des M. rectus femoris bis zur Mitte der Fläche zwischen der ventralen und medialen Hilfslinie (entspricht dem M. sartorius).

- *Die dorsolaterale Zone* erstreckt sich von der lateralen Hilfslinie bis zum lateralen Rand des M. biceps femoris.

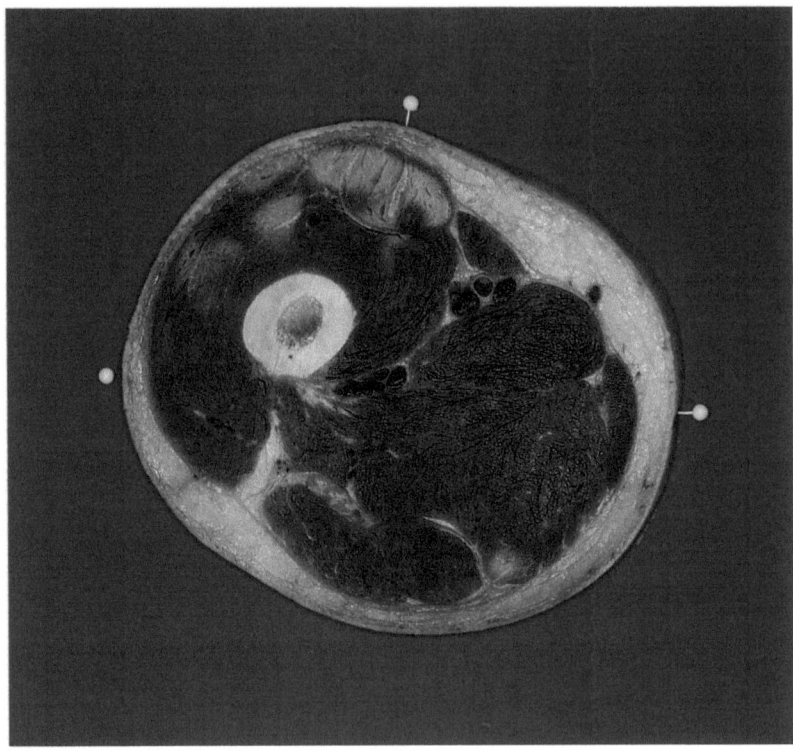

Querschnitt C5

Knochen. Der Schnitt ist unmittelbar distal des Übergangs vom proximalen zum mittleren Drittel der Diaphyse gelegt. Der Knochen liegt exzentrisch nach ventrolateral.

Gefäße und Nerven. Die A. und V. femoralis verlagern sich unter dem M. sartorius weiter nach dorsal. Die A. und V. profunda femoris befinden sich nahe der Linea aspera. Der N. ischiadicus liegt in der Sagittalebene hinter dem Femur.

Querschnitt C5 77

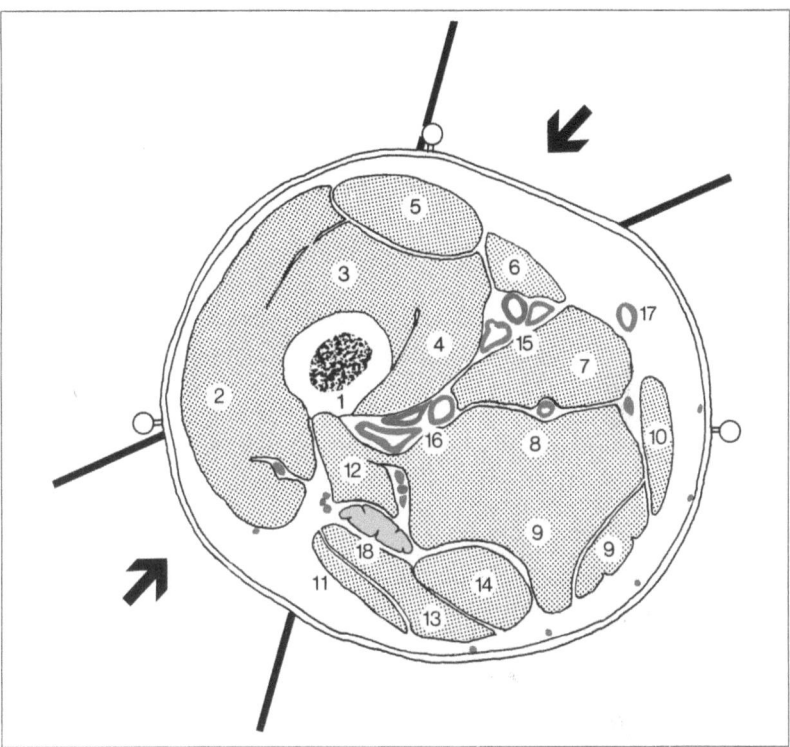

1 Femur	7 M. adductor longus	13 M. semitendinosus
2 M. vastus lateralis	8 M. adductor brevis	14 M. semimembranosus
3 M. vastus intermedius	9 M. adductor magnus	15 A. und V. femoralis
4 M. vastus medialis	10 M. gracilis	16 A. und V. profunda femoris
5 M. rectus femoris	11 M. biceps femoris (Caput longum)	17 V. saphena magna
6 M. sartorius	12 M. biceps femoris (Caput breve)	18 N. ischiadicus

Sichere Areale zur Transfixation. Sie sind hier weniger ausgedehnt und liegen ventromedial und dorsolateral vom Femur.

Hautzonen der sicheren Areale. Sie stellen zwei ventromedial und dorsolateral bezüglich der Hilfslinien liegende Zonen dar.

- *Die ventromediale Zone* umfaßt die ventrale Hälfte der Fläche zwischen der ventralen und medialen Hilfslinie und reicht hier bis zum M. sartorius.

- *Die dorsolaterale Zone* erstreckt sich von der lateralen Hilfslinie bis zum dorsalen Rand des M. vastus lateralis.

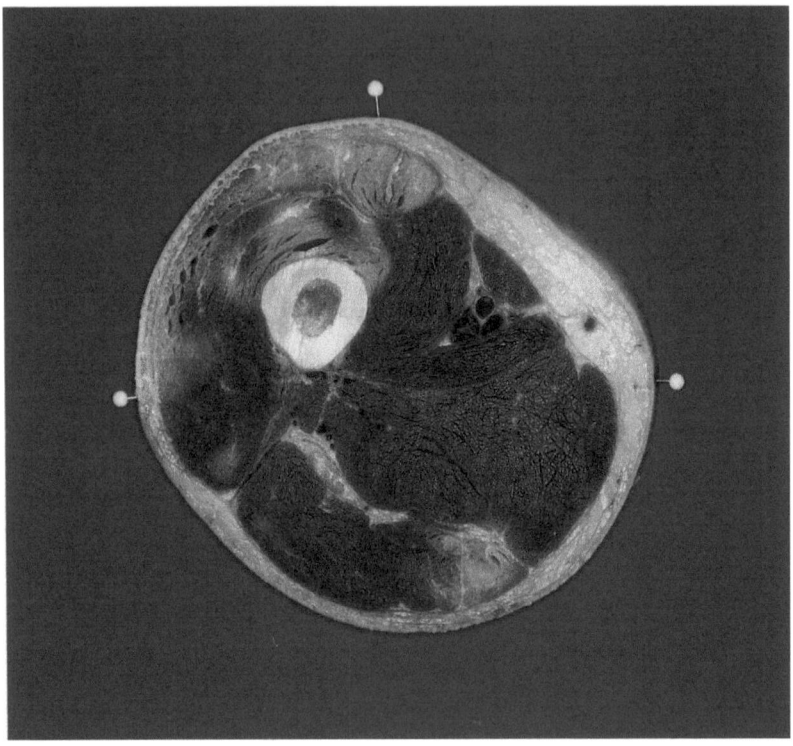

Querschnitt C6

Knochen. Der Schnitt ist unmittelbar proximal von der Diaphysenmitte erfolgt. Der Knochen liegt ventrolateral.

Gefäße und Nerven. Die A. und V. femoralis liegen auf der gleichen Frontalebene wie der Femur. Die A. und V. profunda femoris haben sich verzweigt. Der N. ischiadicus nähert sich der Dorsalfläche des Femurs.

Querschnitt C 6   79

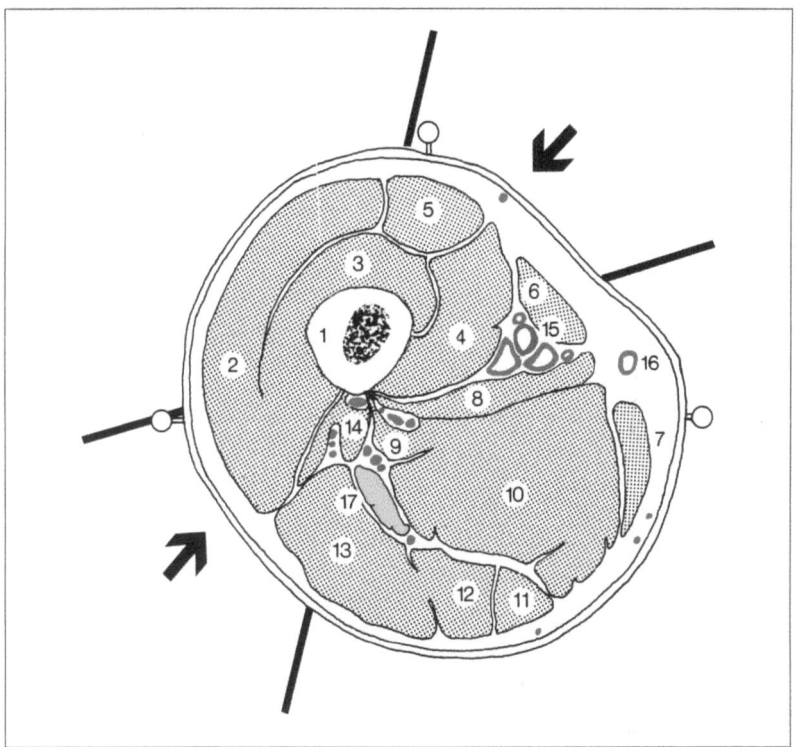

1 Femur	7 M. gracilis	13 M. biceps femoris (Caput longum)
2 M. vastus lateralis	8 M. adductor longus	14 M. biceps femoris (Caput breve)
3 M. vastus intermedius	9 M. adductor brevis	15 A. und V. femoralis
4 M. vastus medialis	10 M. adductor magnus	16 V. saphena magna
5 M. rectus femoris	11 M. semimembranosus	17 N. ischiadicus
6 M. sartorius	12 M. semitendinosus	

Sichere Areale zur Transfixation. Sie liegen ventral und dorsolateral vom Femur.

Hautzonen der sicheren Areale. Sie stellen zwei Zonen dar, die ventromedial und dorsolateral bezüglich der Hilfslinien liegen.

- *Die ventromediale Zone* erstreckt sich von der ventralen Hilfslinie bis zur Mitte der Fläche zwischen dieser Linie und der medialen Hilfslinie. Sie reicht hier bis zum M. sartorius.

- *Die dorsolaterale Zone* liegt zwischen der lateralen Hilfslinie und dem dorsalen Rand des M. vastus lateralis.

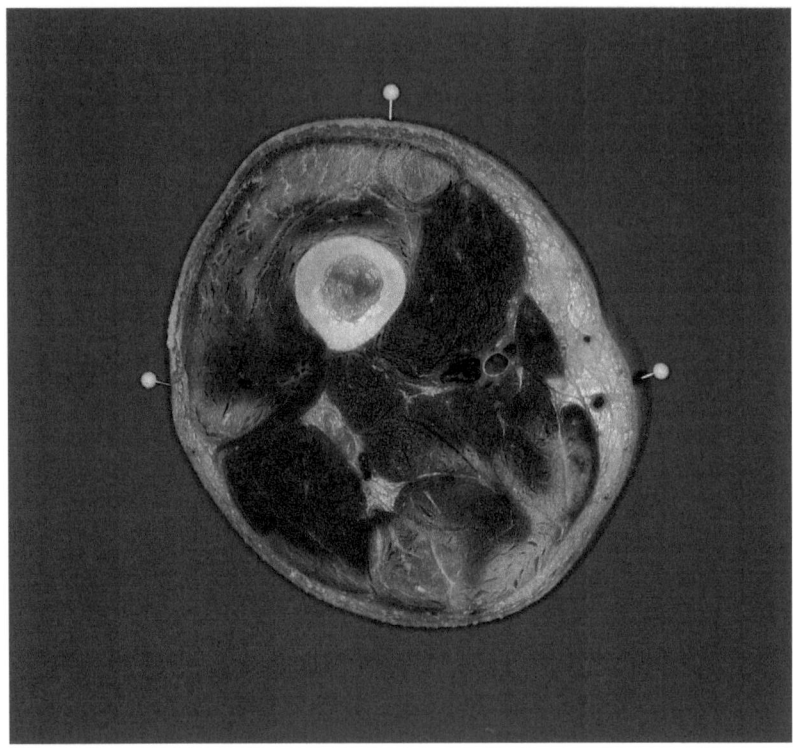

Querschnitt C7

Knochen. Der Schnitt ist unmittelbar distal von der Diaphysenmitte des Femurs erfolgt, dessen Durchmesser zugenommen hat.

Gefäße und Nerven. Die A. und V. femoralis liegen dorsomedial vom Femur. Der N. ischiadicus läuft dorsal nahe am Femur.

Querschnitt C7　81

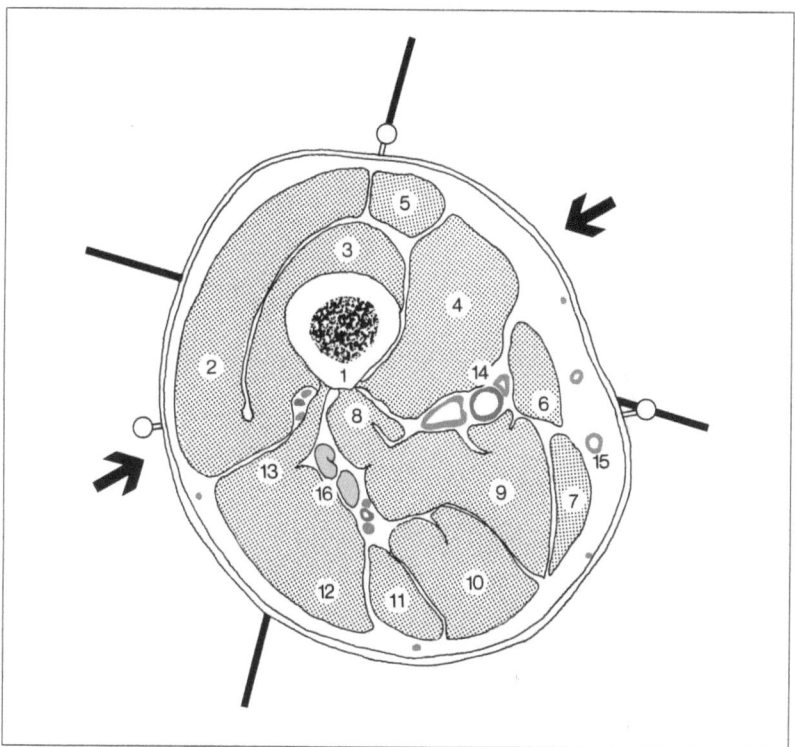

1 Femur	7 M. gracilis	12 M. biceps femoris (Caput longum)
2 M. vastus lateralis	8 M. adductor longus	13 M. biceps femoris (Caput breve)
3 M. vastus intermedius	9 M. adductor magnus	14 A. und V. femoralis
4 M. vastus medialis	10 M. semimembranosus	15 V. saphena magna
5 M. rectus femoralis	11 M. semitendinosus	16 N. ischiadicus
6 M. sartorius		

Sichere Areale zur Transfixation. Sie sind breit und liegen ventromedial und dorsolateral vom Femur.

Hautzonen der sicheren Areale. Sie stellen zwei Zonen dar, die ventromedial und lateral bezüglich der Hilfslinien liegen.

- *Die ventromediale Zone* liegt zwischen der medialen und ventralen Hilfslinie.
- *Die laterale Zone* erstreckt sich von der Mitte der Fläche zwischen der ventralen und lateralen Hilfslinie (Mitte des M. vastus lateralis) bis zur Mitte des M. biceps femoris.

82 Querschnitte des Oberschenkels

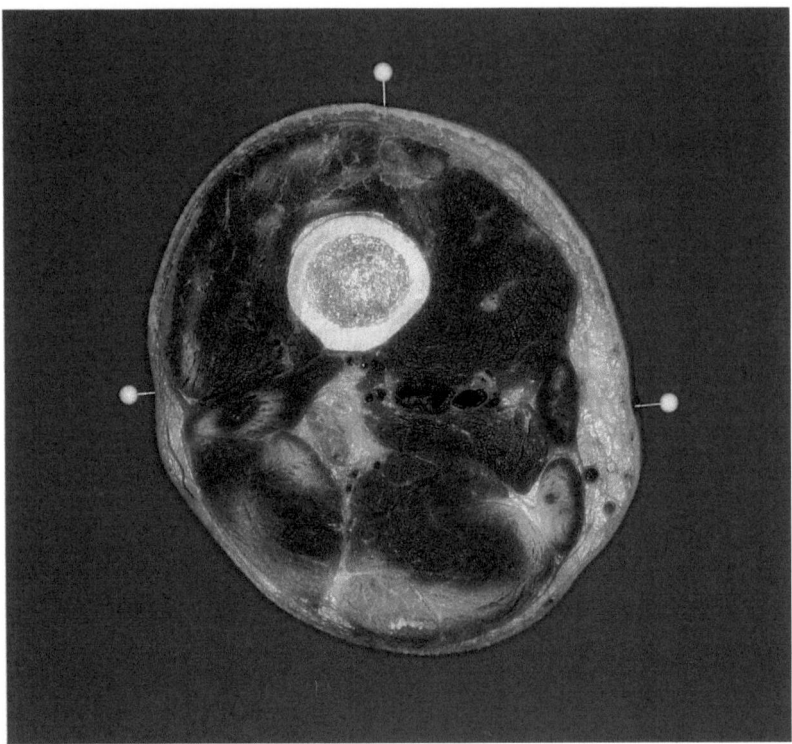

Querschnitt C8

Knochen. Der Schnitt ist unmittelbar proximal des Übergangs vom mittleren zum distalen Drittel der Femurdiaphyse erfolgt. Der Knochen, dessen Durchmesser sich vergrößert hat, liegt in der ventralen Schnitthälfte.

Gefäße und Nerven. Die femoralen Gefäße und der N. ischiadicus verlaufen dorsal vom Femur.

Querschnitt C 8   83

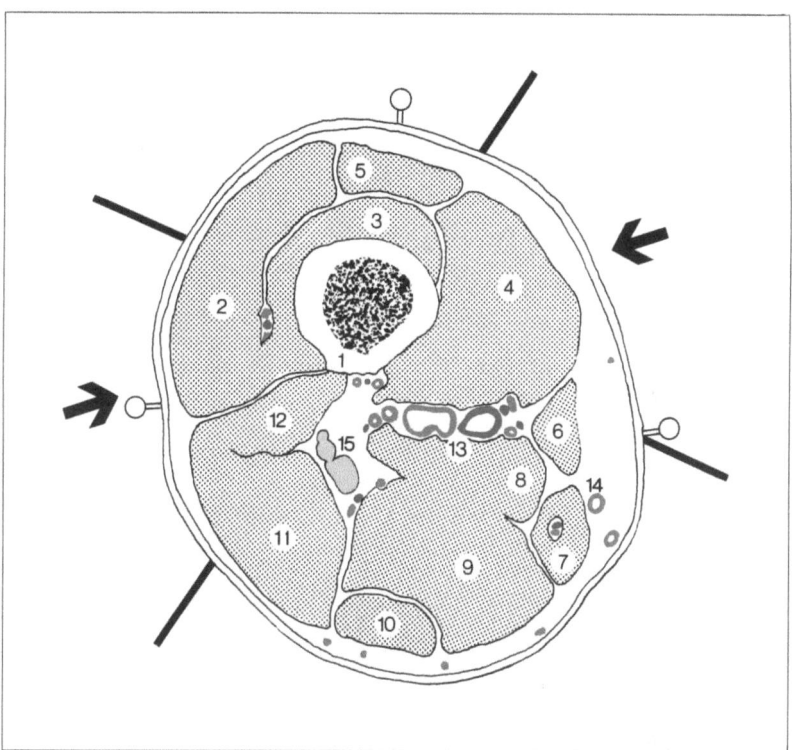

1 Femur	6 M. sartorius	11 M. biceps femoris (Caput longum)
2 M. vastus lateralis	7 M. gracilis	12 M. biceps femoris (Caput breve)
3 M. vastus intermedius	8 M. adductor magnus	13 A. und V. femoralis
4 M. vastus medialis	9 M. semimembranosus	14 V. saphena magna
5 M. rectus femoris	10 M. semitendinosus	15 N. ischiadicus

Sichere Areale zur Transfixation. Sie sind ausgedehnt und liegen lateral und medial vom Femur.

Hautzonen der sicheren Areale. Sie stellen zwei lateral und ventromedial bezüglich der Hilfslinien liegende Zonen dar.

- *Die ventromediale Zone* umfaßt die drei medialen Viertel der Fläche zwischen der ventralen und medialen Hilfslinie. Die Zone überschreitet nicht den medialen Rand des M. rectus femoris.

- *Die laterale Zone* erstreckt sich symmetrisch zu beiden Seiten der lateralen Hilfslinie und reicht von der Mitte des M. vastus lateralis bis zur Mitte des M. biceps femoris.

84 Querschnitte des Oberschenkels

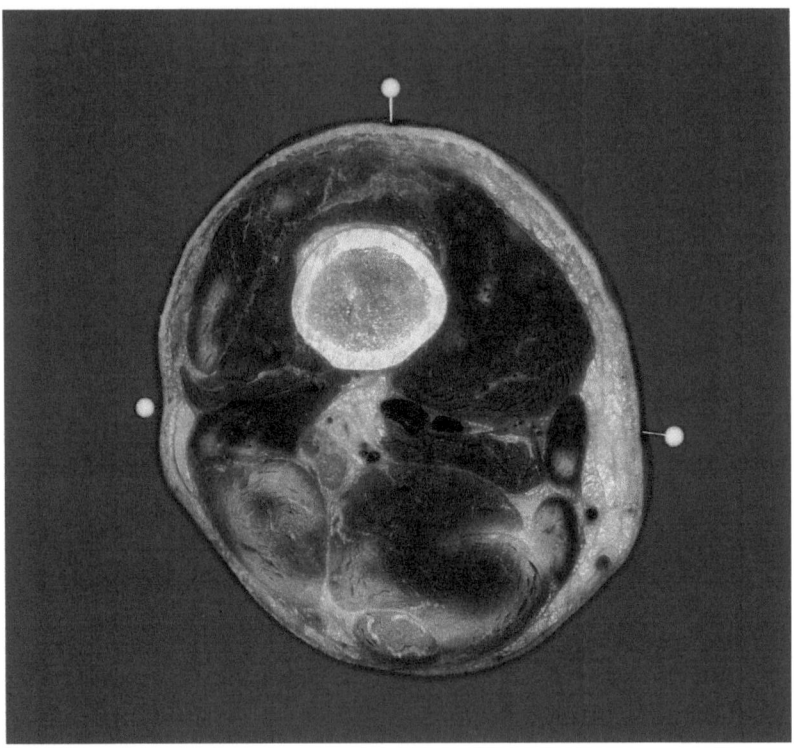

Querschnitt C 9

Knochen. Der Schnitt ist unmittelbar distal des Übergangs vom mittleren zum proximalen Drittel der Diaphyse gelegt. Der Knochen, dessen Durchmesser sich vergrößert hat, liegt in der ventralen Schnitthälfte.

Gefäße und Nerven. Die femoralen Gefäße nähern sich hier dem N. ischiadicus, der sich zu verzweigen beginnt.

Querschnitt C 9   85

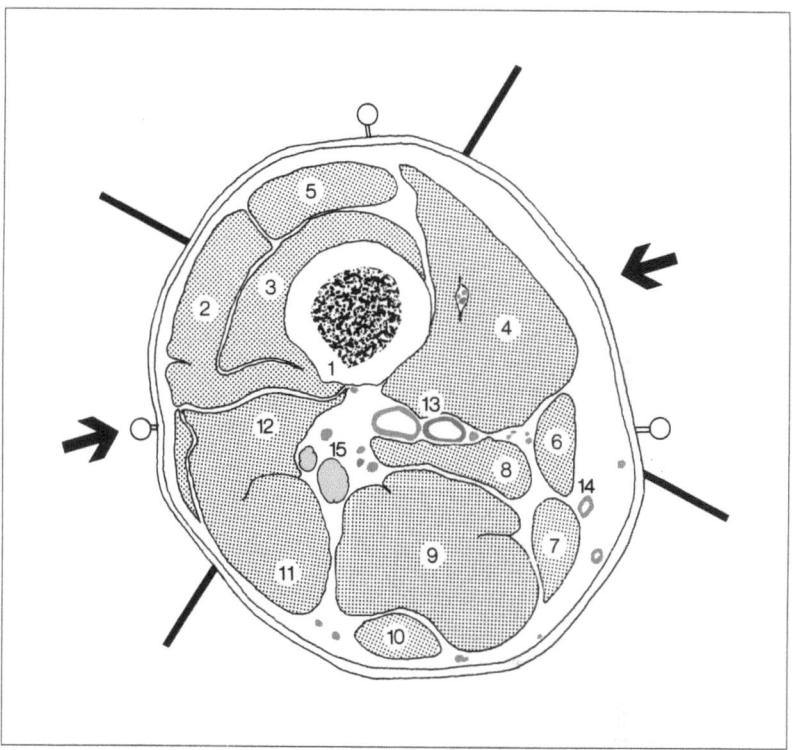

1 Femur	6 M. sartorius	11 M. biceps femoris (Caput longum)
2 M. vastus lateralis	7 M. gracilis	12 M. biceps femoris (Caput breve)
3 M. vastus intermedius	8 M. adductor magnus	13 A. und V. femoralis
4 M. vastus medialis	9 M. semimembranosus	14 V. saphena magna
5 M. rectus femoris	10 M. semitendinosus	15 N. ischiadicus

Sichere Areale zur Transfixation. Sie sind ausgedehnt und liegen lateral und medial vom Femur.

Hautzonen der sicheren Areale. Sie stellen zwei Zonen dar, die lateral und ventromedial bezüglich der Hilfslinien liegen.

- *Die ventromediale Zone* umfaßt die zwei dorsalen Drittel der Fläche zwischen ventraler und medialer Hilfslinie. Diese Zone entspricht dem oberflächlichen Abschnitt des M. vastus medialis und wird medial vom M. sartorius begrenzt.

- *Die laterale Zone* erstreckt sich symmetrisch zu beiden Seiten der lateralen Hilfslinie. Sie reicht von der Mitte des M. vastus lateralis bis zur Mitte des M. biceps femoris.

86 Querschnitte des Oberschenkels

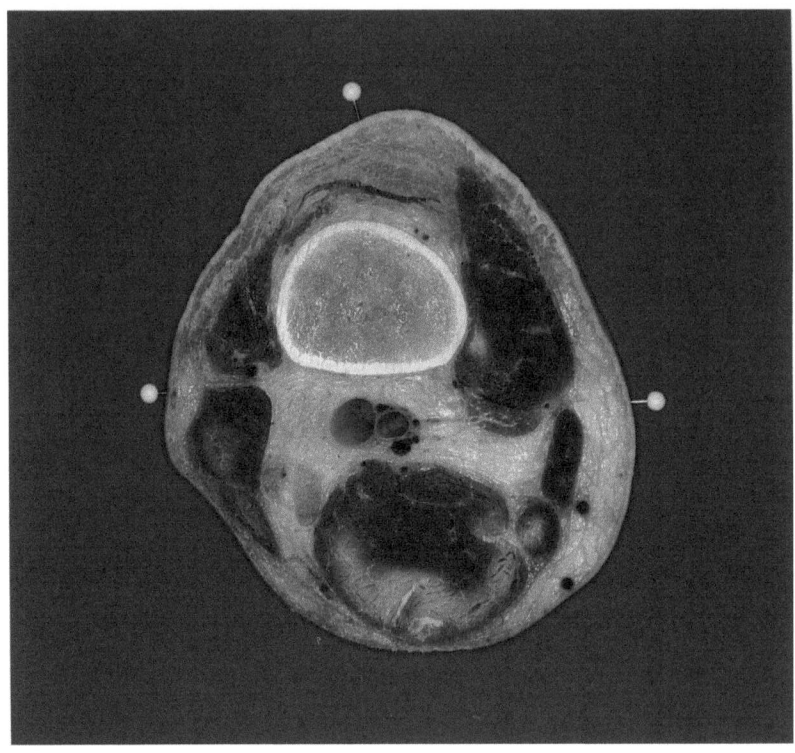

Querschnitt C10

Knochen. Der Schnitt zeigt die distale Femurmetaphyse. Der Durchmesser des Femurs hat sich beträchtlich vergrößert.

Gelenk. Die Bursa suprapatellaris, die hier angeschnitten ist, sollte bei der Transfixation geschont werden.

Gefäße und Nerven. Die A. und V. poplitea verlaufen auf der Dorsalseite der distalen Femurmetaphyse.
Der N. ischiadicus hat sich in den N. peronaeus communis und den N. tibialis, welcher oberflächlicher und mehr lateral liegt, verzweigt.

Querschnitt C 10

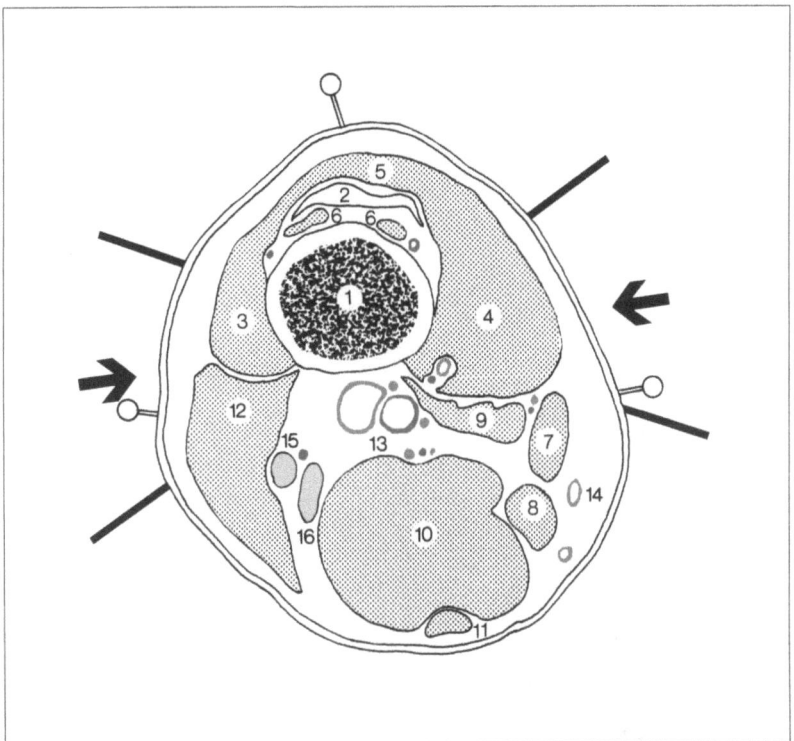

1 Femur (distale Metaphyse)
2 Kniegelenk (Bursa suprapatellaris)
3 M. vastus lateralis
4 M. vastus medialis
5 M. quadriceps femoris (Sehne)
6 M. articularis genus
7 M. sartorius
8 M. gracilis
9 M. adductor magnus
10 M. semimembranosus
11 M. semitendinosus
12 M. biceps femoris
13 A. und V. poplitea
14 V. saphena magna
15 N. peronaeus communis
16 N. tibialis

Sichere Areale zur Transfixation. Sie sind eingeengt wegen der Nähe der Gefäße und des Kniegelenks und befinden sich genau lateral und medial von der Femurmetaphyse.

Hautzonen der sicheren Areale. Sie stellen *zwei gegenüberliegende Zonen dar, die medial und lateral* bezüglich der Hilfslinien liegen.
Sie umfassen jeweils die dorsale Hälfte der Fläche zwischen der ventralen Hilfslinie und der medialen bzw. lateralen Hilfslinie.

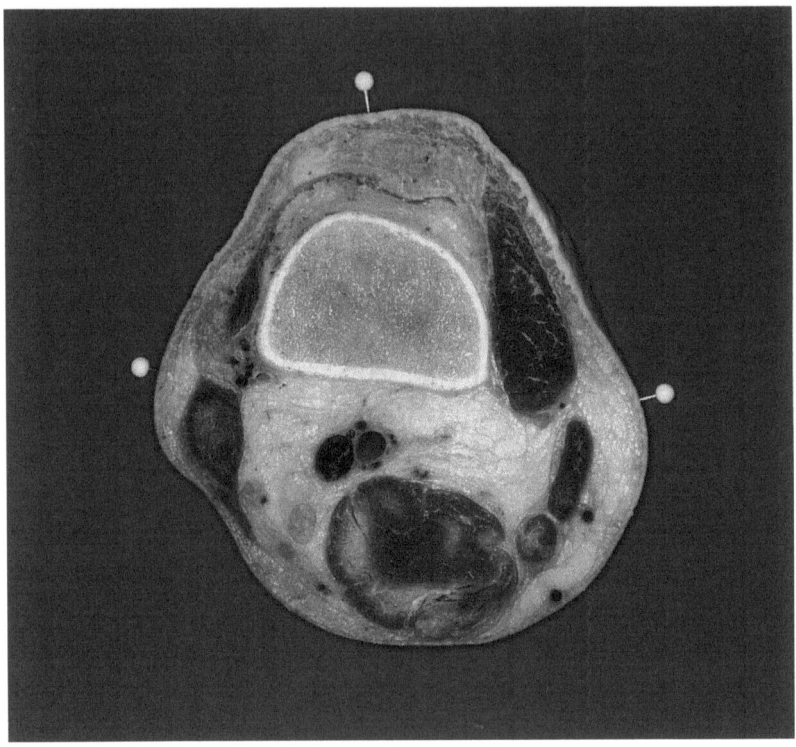

Querschnitt C11

Knochen. Der Schnitt ist unmittelbar distal von Schnitt C 10 gelegt und zeigt die stark verbreiterte Metaphyse.

Gelenk. Die hier angeschnittene Bursa suprapatellaris sollte von der Transfixation geschont werden.

Gefäße und Nerven. Die A. und V. poplitea und der N. tibialis nähern sich einander und verlaufen hinter der verbreiterten Metaphyse zur Oberfläche. Der N. peronaeus communis läuft unmittelbar am dorsomedialen Rand des M. biceps femoris.

Querschnitt C 11   89

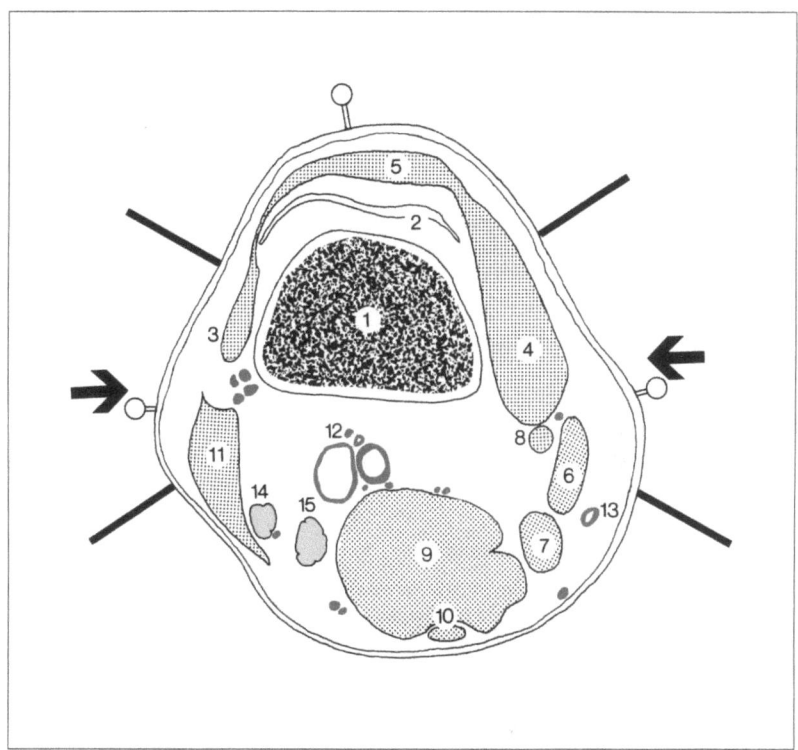

1 Femur (distale Metaphyse)	6 M. sartorius	11 M. biceps femoris
2 Kniegelenk (Bursa suprapatellaris)	7 M. gracilis	12 A. und V. poplitea
3 M. vastus lateralis	8 M. adductor magnus	13 V. saphena magna
4 M. vastus medialis	9 M. semimembranosus	14 N. peronaeus communis
5 M. quadriceps femoris (Sehne)	10 M. semitendinosus	15 N. tibialis

Sichere Areale zur Transfixation. Sie sind mäßig breit und liegen genau lateral und medial vom Femur.

Hautzonen der sicheren Areale. Sie stellen *zwei Zonen dar, die medial und lateral* bezüglich der Hilfslinien liegen.
Ihre ventrale Begrenzung entspricht dem ventralen Rand des M. vastus medialis bzw. lateralis. Dorsal überschreiten sie leicht die mediale bzw. laterale Hilfslinie.

Zusammenfassung der sicheren Zonen des Oberschenkels

Aus den beschriebenen Hautzonen der zur Transfixation geeigneten Areale des Oberschenkels werden, wenn sie aneinandergereiht werden, Bänder erhalten, die sich von der Schenkelbasis bis zum Kniegelenk herabziehen.

Proximaler Epiphysen- und Metaphysenabschnitt (Schnitte C1-C3)
Die externe Fixierung in Richtung auf das Becken oder von ihm weg ist nicht möglich. Auch die Fixierung von der ventromedialen und dorsomedialen Seite her ist behindert wegen des Verlaufs der A. und V. profunda femoris und des N. ischiadicus. Daher sollte die Transfixation die Lateralfläche des Trochanter major meiden und in den beiden unmittelbar dorsal und ventral anschließenden Arealen erfolgen.

Proximaler Diaphysenabschnitt (Schnitte C4, C5)
Der Oberschenkelumfang kann in vier abwechselnd sichere und gefährliche Zonen unterteilt werden. Sie bilden die Fortsetzung der proximalen Bänder in Richtung auf das Knie, aber bis zur Ebene des Schnitts C5 haben sie, parallel zu der A. femoralis und dem M. sartorius verlaufend, eine Rotation von 30° erfahren. Dieser Muskel bildet ihre mediale Grenze, die nicht überschritten werden sollte.

Mittlerer und distaler Diaphysenabschnitt (Schnitte C6-C9)
Die Bänder setzen ihre Rotation zum Knie herablaufend fort. Auf der Ebene des Schnitts C9 haben sie um weitere 30° rotiert. Der M. sartorius stellt weiter ihre mediale, nicht zu überschreitende Grenze dar.

Distaler Metaphysenabschnitt (Schnitte C10, C11)
Die Bänder rotieren weiterhin gleichsinnig mit dem M. sartorius, und auf der Ebene von Schnitt C11 ist eine nochmalige Rotation um 30° eingetreten. Auf diese Weise haben die sicheren Bänder für die externe Fixierung von der Trochanter- bis zur Suprapatellarregion eine Rotation von 90° durchlaufen. Sind sie am proximalen Oberschenkel noch in genau ventraler und dorsaler Lage, drehen sie sich distalwärts kontinuierlich, bis sie auf der Ebene des Knies genau medial und lateral zu liegen kommen. In ihrem Verlauf folgen sie dem M. sartorius, der immer die mediale Grenze für die Transfixation bildet.

Die sicheren Hautzonen zur externen Fixierung, die anfangs dorsal liegen, werden als *dorsolaterales Band* (Band 1) bezeichnet, diejenigen in anfangs ventraler Lage als *ventromediales Band* (Band 2).

Die sicheren Zonen des Oberschenkels 91

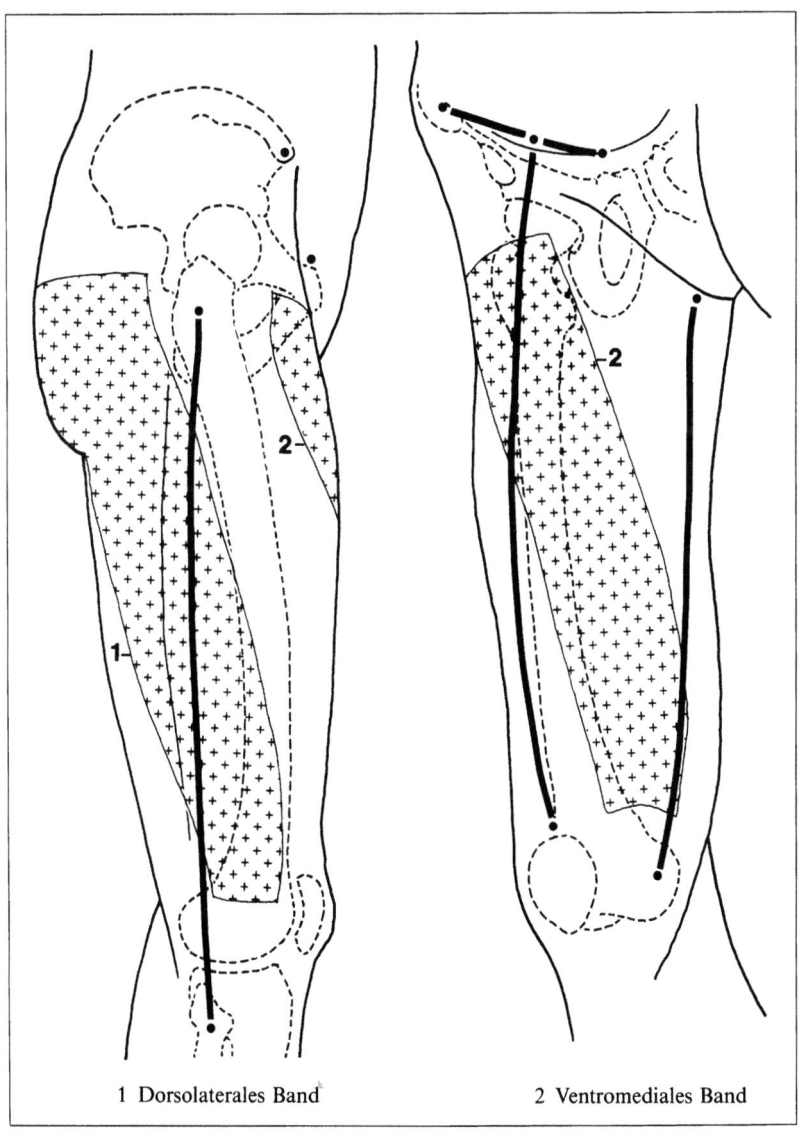

1 Dorsolaterales Band   2 Ventromediales Band

Computertomogramme des Oberschenkels

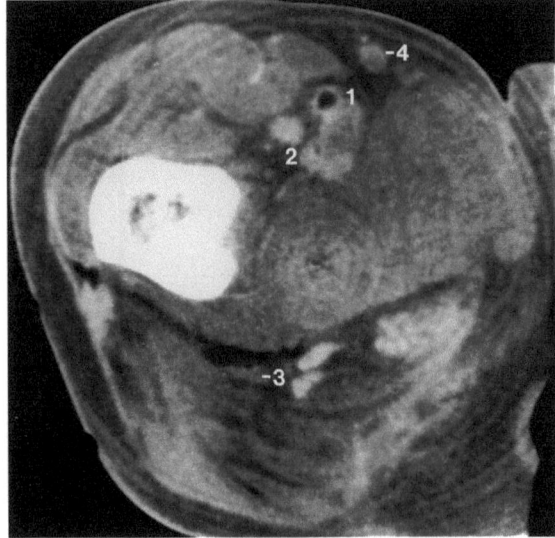

Proximale Epiphyse

1 Femorale Gefäße
2 Tiefe femorale Gefäße
3 N. ischiadicus
4 V. saphena magna

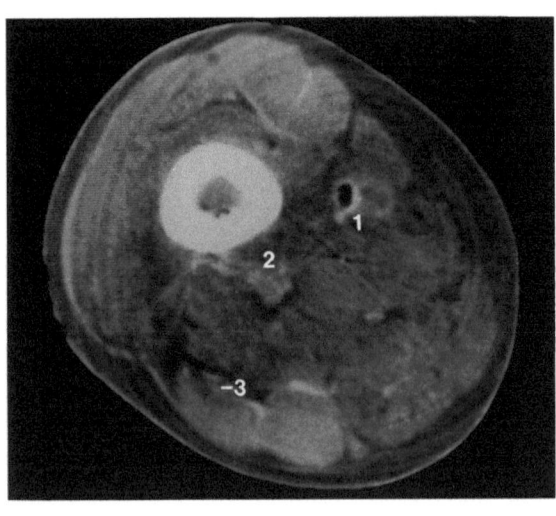

Proximale Diaphyse

1 Femorale Gefäße
2 Tiefe femorale Gefäße
3 N. ischiadicus

Computertomogramme des Oberschenkels

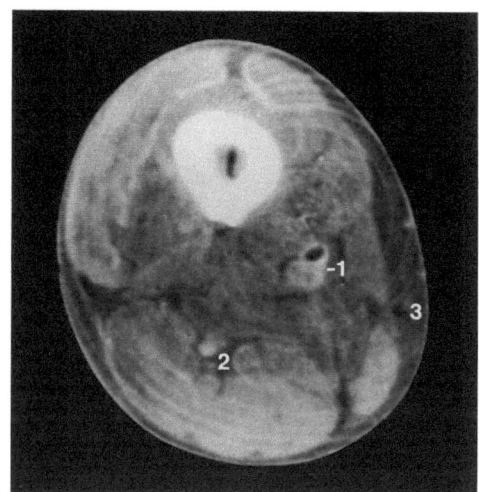

Distale Diaphyse

1 Femorale Gefäße
2 N. ischiadicus
3 V. saphena magna

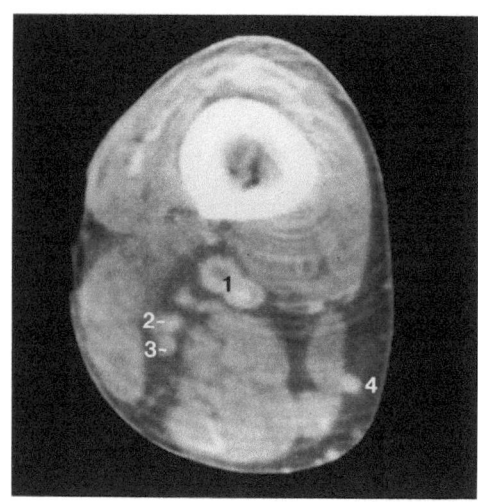

Distale Metaphyse

1 A. und V. poplitea
2 N. peronaeus communis
3 N. tibialis
4 V. saphena magna

D. Querschnitte des Unterschenkels

96 Querschnitte des Unterschenkels

Schnittebenen

Die elf Querschnitte sind in fünf Gruppen geordnet, die den zur externen Fixierung des Unterschenkels in der Regel geeigneten Knochenabschnitten entsprechen.

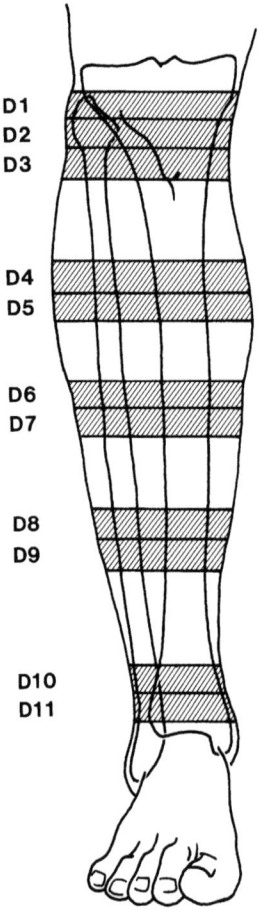

Proximale Epiphyse und Metaphyse (D1-D3)

Die Schnitte sind zwischen dem proximalen Tibiofibulargelenk und der Tuberositas tibiae durchgeführt.

Proximale Diaphyse (D4, D5)

Die Schnitte liegen beidseitig des Übergangs vom proximalen zum mittleren Drittel der Tibiadiaphyse.

Mittlere Diaphyse (D6, D7)

Die Schnitte liegen auf beiden Seiten der Mitte des Tibiaschafts.

Distale Diaphyse (D8, D9)

Die Schnitte sind beidseitig des Übergangs von mittleren zum distalen Drittel der Tibiadiaphyse erfolgt.

Distale Metaphyse und Epiphyse (D10, D11)

Die Schnitte erfolgten im Bereich oberhalb der Malleolen.

Markierungspunkte und Hilfslinien 97

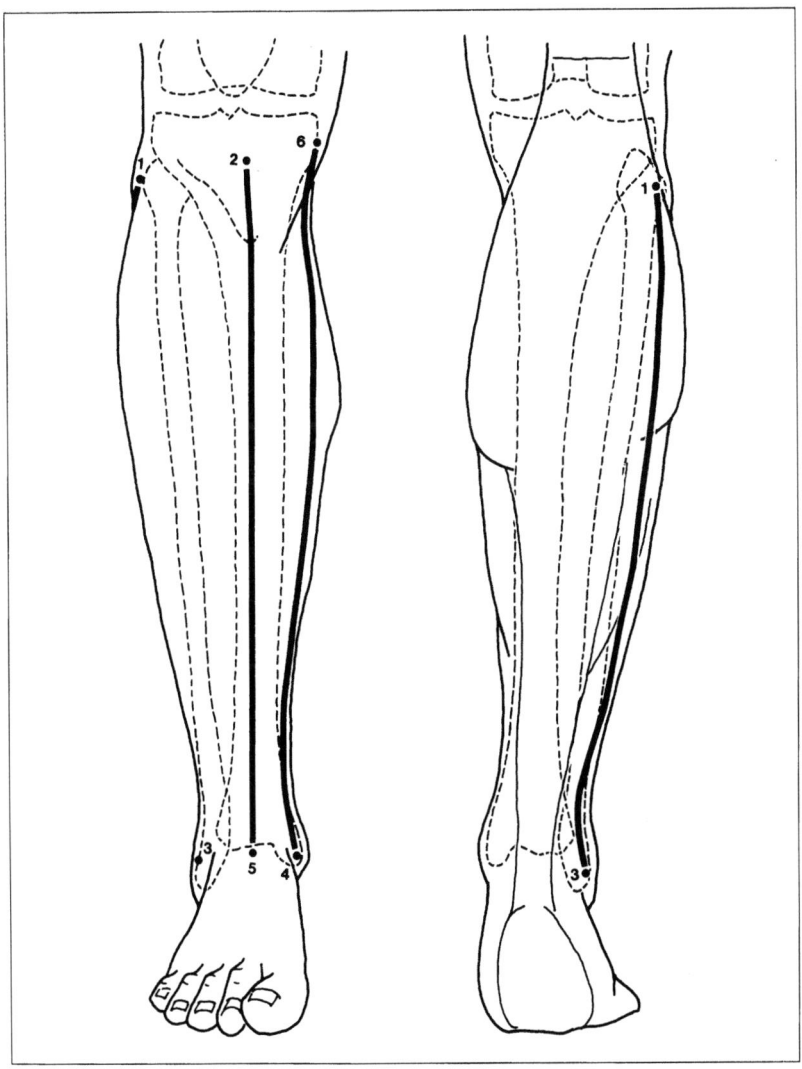

Markierungspunkte
1 Mitte des Caput fibulae
2 Tuberositas fibulae
3 Mitte des Malleolus lateralis
4 Distaler Rand des Malleolus medialis
5 Mitte der Linie 3-4
6 Punkt diametral gegenüber des Caput fibulae

Hilfslinien
Ventrale Hilfslinie: Linie 2-5
Laterale Hilfslinie: Linie 1-3
Mediale Hilfslinie: Linie 4-6

98 Querschnitte des Unterschenkels

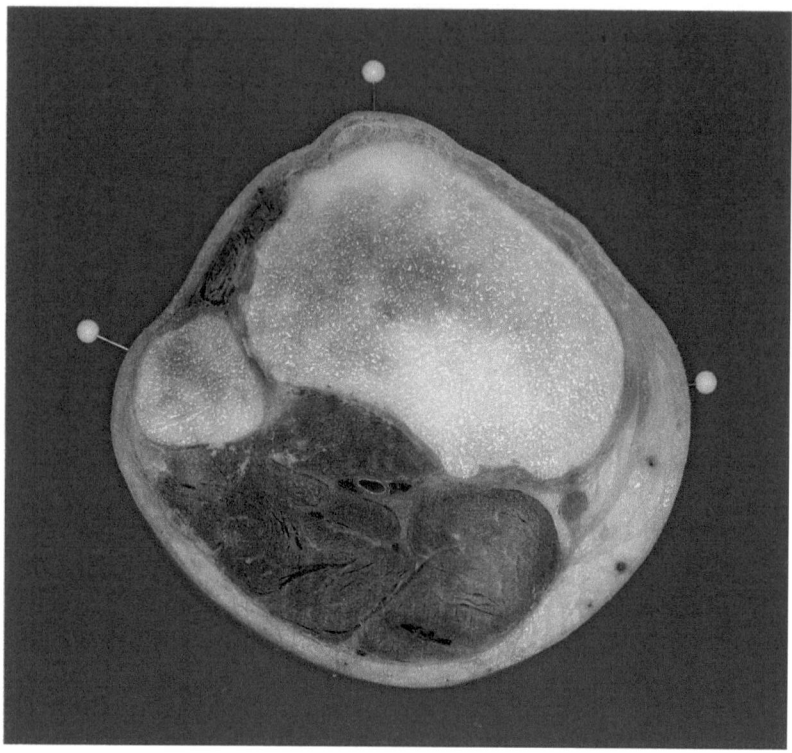

Querschnitt D 1

Knochen. Der Schnitt ist durch die starke proximale Epiphyse der Tibia in Höhe des proximalen Tibiofibulargelenks erfolgt.

Gefäße und Nerven. Die A. und V. poplitea verlaufen median in der Tiefe. Der N. tibialis liegt ganz nahe, aber oberflächlicher. Der N. peronaeus communis berührt den Fibulakopf.

Querschnitt D1   99

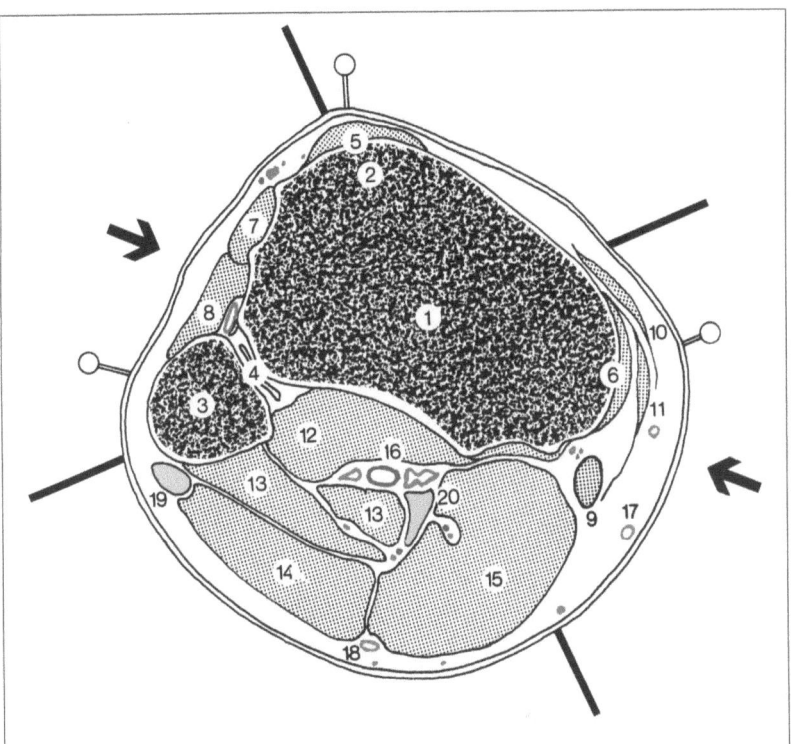

1 Tibia	7 M. tibialis anterior	14 M. gastrocnemius (Caput laterale)
2 Tuberositas tibiae	8 M. extensor digitorum longus	15 M. gastrocnemius (Caput mediale)
3 Fibula	9 M. gracilis	16 A. und V. poplitea
4 Articulatio tibio-	10 M. sartorius	17 V. saphena magna
fibularis proximalis	11 M. semitendinosus	18 V. saphena parva
5 Lig. patellae	12 M. popliteus	19 N. peronaeus communis
6 Lig. collaterale tibiale	13 M. soleus	20 N. tibialis

Sichere Areale zur Transfixation. Sie sind ausgedehnt und liegen medial und lateral von der Tibia.

Hautzonen der sicheren Areale. Sie stellen zwei Zonen dar, die ventrolateral und medial bezüglich der Hilfslinien liegen.

- *Die ventrolaterale Zone* erstreckt sich zwischen der ventralen und lateralen Hilfslinie (Mitte der Tuberositas tibiae bis Mitte des Caput fibulae).

- *Die mediale Zone* erstreckt sich von der Mitte der Fläche zwischen der ventralen und medialen Hilfslinie bis zum medialen Rand des Caput mediale des M. gastrocnemius.

100 Querschnitte des Unterschenkels

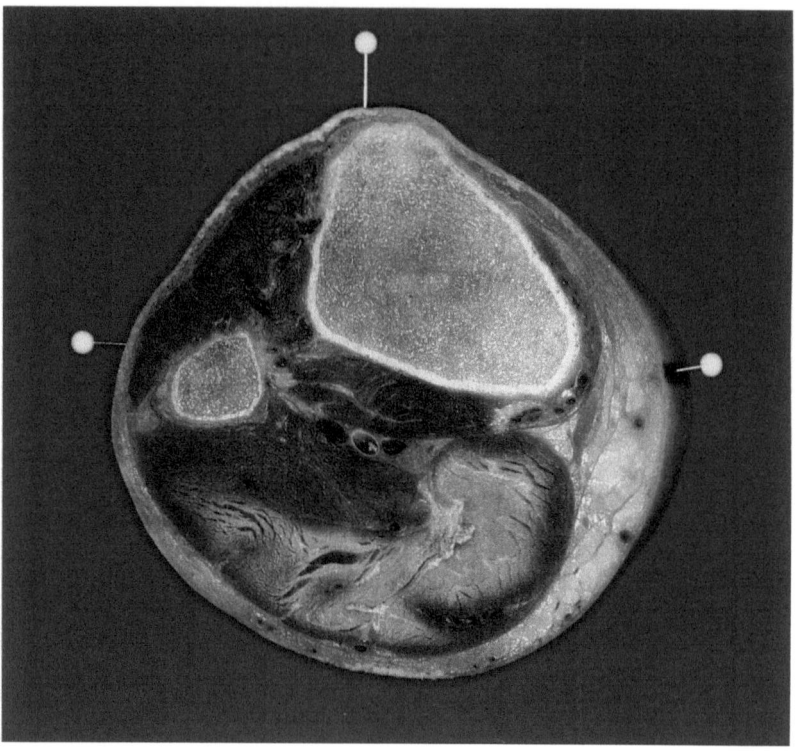

Querschnitt D 2

Knochen. Der Schnitt zeigt die Tibiametaphyse unmittelbar distal des proximalen Tibiofibulargelenks.

Gefäße und Nerven. Die A. und V. poplitea und der N. tibialis liegen median in der Tiefe. Der N. peronaeus communis zieht in ventrale Richtung entlang des Collum fibulae. Die Äste der A. tibialis anterior verlaufen zwischen dem M. tibialis anterior und dem M. extensor digitorum longus.

Querschnitt D2

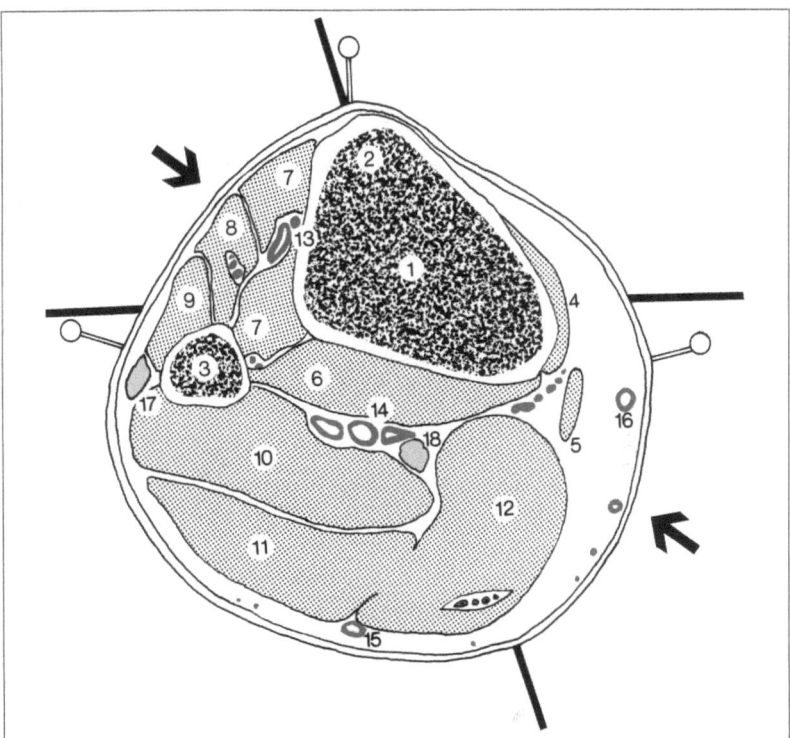

1 Tibia
2 Tuberositas tibiae
3 Collum fibulae
4 Lig. collaterale tibiale, M. semitendinosus und M. gracilis
5 M. sartorius
6 M. popliteus
7 M. tibialis anterior
8 M. extensor digitorum longus
9 M. peronaeus longus
10 M. soleus
11 M. gastrocnemius (Caput laterale)
12 M. gastrocnemius (Caput mediale)
13 A. und V. tibialis anterior (Äste)
14 A. und V. tibialis posterior
15 V. saphena parva
16 V. saphena magna
17 N. peronaeus communis
18 N. tibialis

Sichere Areale zur Transfixation. Sie sind ausgedehnt und liegen ventrolateral und dorsomedial von der Tibia.

Hautzonen der sicheren Areale. Sie stellen zwei ventrolateral und dorsomedial bezüglich der Hilfslinien liegende Zonen dar.

- *Die ventrolaterale Zone* liegt zwischen der ventralen und lateralen Hilfslinie und endet ventral vor dem Collum fibulae, auf dem der N. peronaeus communis verläuft.

- *Die dorsomediale Zone* erstreckt sich zwischen der medialen Tibiakante und der Mitte des Caput mediale des M. gastrocnemius.

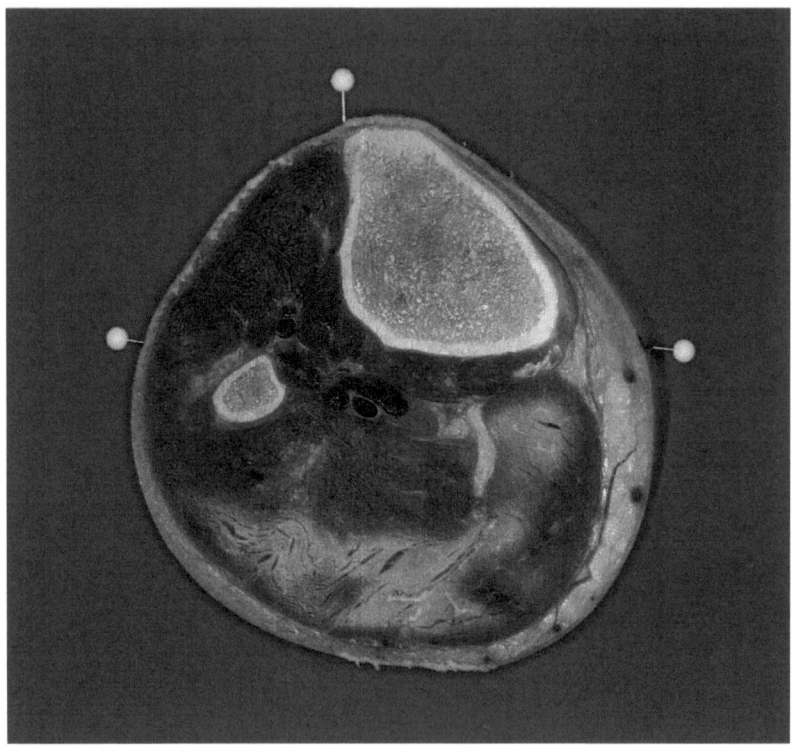

Querschnitt D 3

Knochen. Die Schnittebene liegt in Höhe der Tuberositas tibiae. Der Umfang der Tibia, die jetzt im ventromedialen Quadranten liegt, hat abgenommen.

Gefäße und Nerven. Die A. und V. poplitea verzweigen sich in die A. und V. poplitea anterior und posterior. Der N. tibialis verläuft medial von den Gefäßen in der gleichen Transversalebene wie die Fibula. Der N. peronaeus communis hat sich in den N. peronaeus profundus (ventral) und den N. peronaeus superficialis (lateral) geteilt.

Querschnitt D 3   103

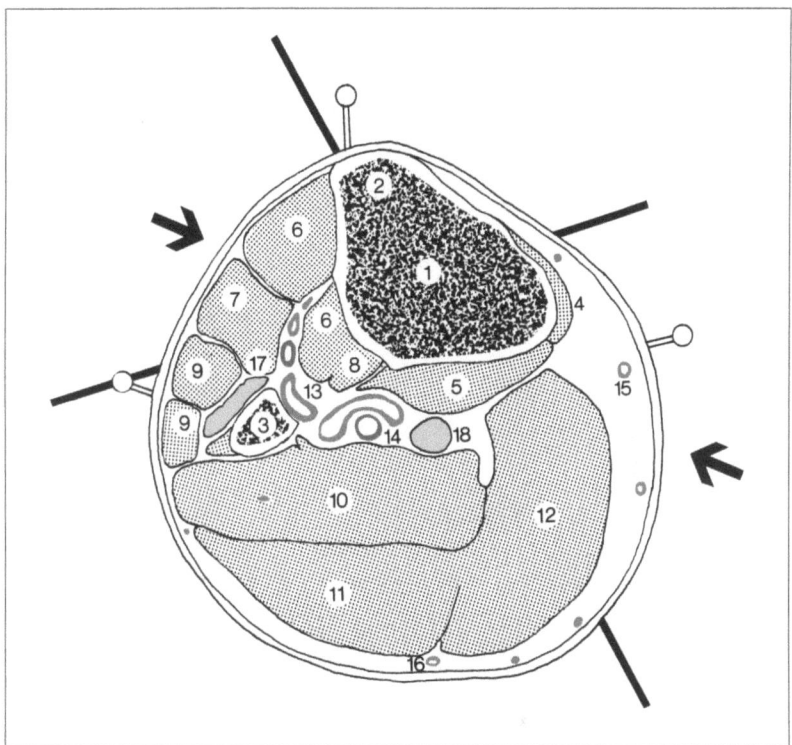

1 Tibia	10 M. soleus
2 Tuberositas tibiae	11 M. gastrocnemius (Caput laterale)
3 Fibula	12 M. gastrocnemius (Caput mediale)
4 Lig. collaterale tibiale, M. sartorius und M. gracilis	13 A. und V. tibialis anterior
5 M. popliteus	14 A. und V. tibialis posterior
6 M. tibialis anterior	15 V. saphena magna
7 M. extensor digitorum longus	16 V. saphena parva
8 M. tibialis posterior	17 N. peronaeus communis
9 M. peronaeus longus	18 N. tibialis

Sichere Areale zur Transfixation. Sie sind ausgedehnt und liegen ventrolateral und medial von der Tibia.

Hautzonen der sicheren Areale. Sie stellen zwei Zonen dar, die ventrolateral und dorsomedial bezüglich der Hilfslinien liegen.

- *Die ventrolaterale Zone* umfaßt die Fläche zwischen der ventralen und lateralen Hilfslinie.

- *Die* breitere *dorsomediale Zone* erstreckt sich von der Mitte der medialen Seite der Tibia bis zur Mitte des Caput mediale des M. gastrocnemius.

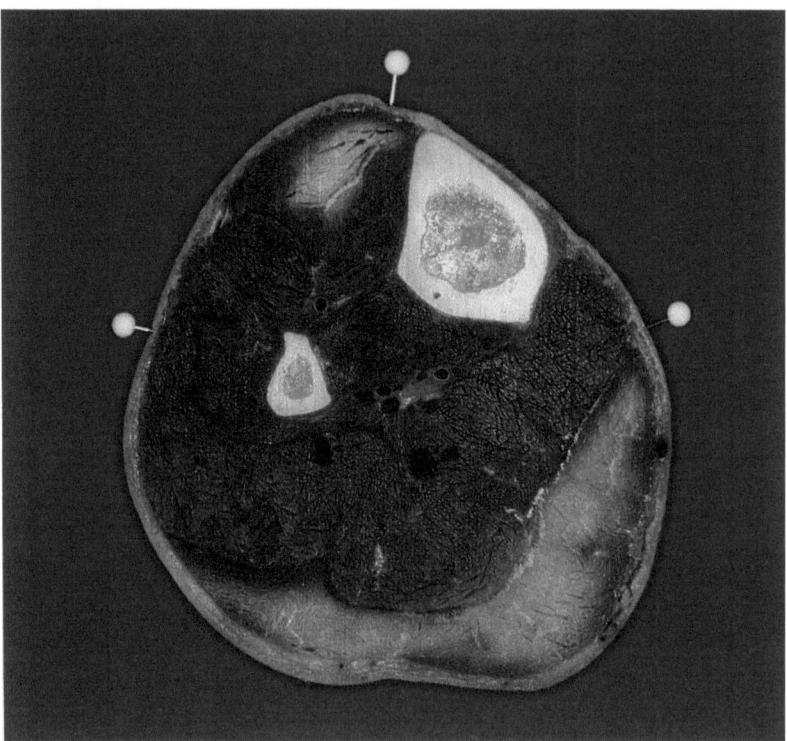

Querschnitt D 4

Knochen. Der Schnitt erfolgte proximal des Übergangs vom proximalen zum mittleren Drittel der Tibia. Die Fibula liegt um 45° dorsolateral von der Tibia.

Gefäße und Nerven. Die A. und V. tibialis anterior und der N. peronaeus profundus liegen nahe an der ventralen Fibulakante. Der N. peronaeus superficialis verläuft unterhalb des M. peronaeus longus. Die A. und V. peronaea entfernen sich von der A. und V. tibialis posterior, welche vom N. tibialis begleitet werden.

Querschnitt D 4   105

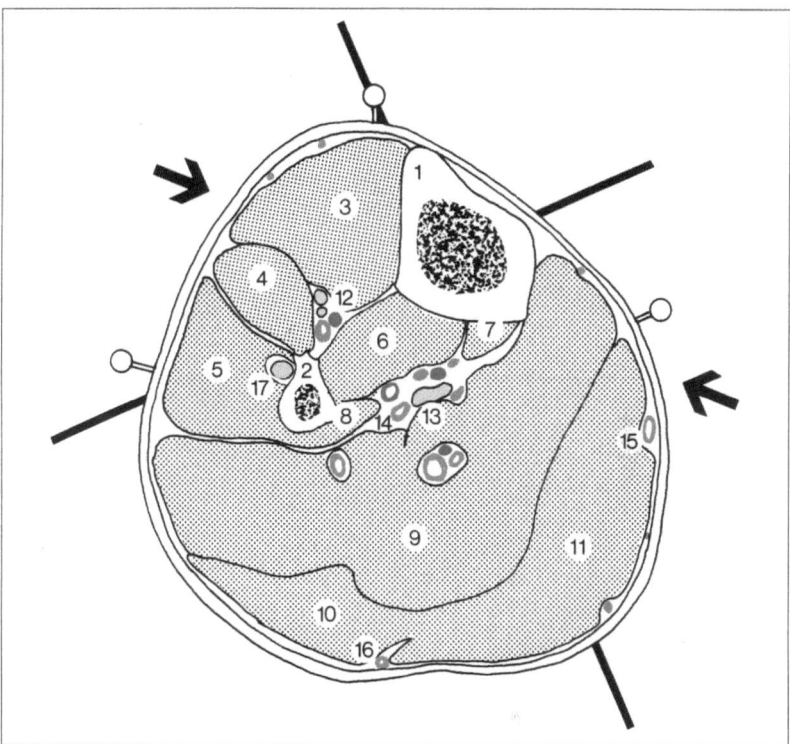

1 Tibia	10 M. gastrocnemius (Caput laterale)
2 Fibula	11 M. gastrocnemius (Caput mediale)
3 M. tibialis anterior	12 A. und V. tibialis anterior und N. peronaeus profundus
4 M. extensor digitorum longus	13 A. und V. tibialis posterior und N. tibialis
5 M. peronaeus longus	14 A. und V. peronaea
6 M. tibialis posterior	15 V. saphena magna
7 M. flexor digitorum longus	16 V. saphena parva
8 M. flexor hallucis longus	17 N. peronaeus superficialis
9 M. soleus	

Sichere Areale zur Transfixation. Sie sind breit und liegen ventrolateral und dorsomedial von der Tibia.

Hautzonen der sicheren Areale. Sie stellen zwei Zonen dar, die ventrolateral und dorsomedial bezüglich der Hilfslinien liegen.

- *Die ventrolaterale Zone* umfaßt die Fläche zwischen der ventralen und lateralen Hilfslinie.

- *Die dorsomediale Zone* wird von der medialen Tibiakante und der Mitte des Caput mediale des M. gastrocnemius begrenzt.

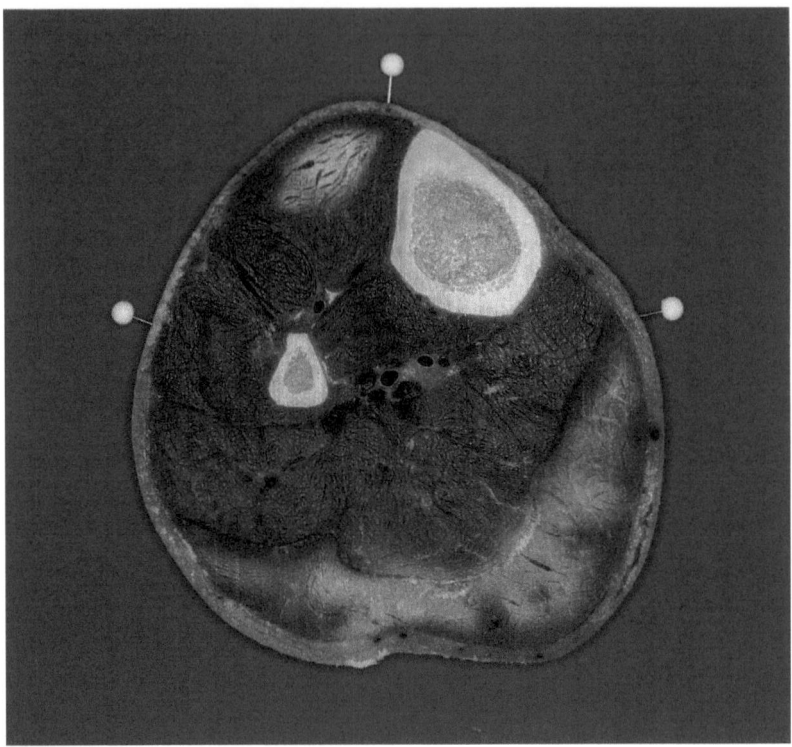

Querschnitt D 5

Knochen. Der Schnitt wurde distal des Übergangs vom proximalen zum mittleren Drittel der Tibia gelegt.

Gefäße und Nerven. Die A. und V. tibialis anterior und der N. peronaeus profundus befinden sich vor der ventralen Fibulakante. Der N. peronaeus superficialis verläuft auf der lateralen Seite der Fibula. Der N. tibialis und die A. und V. tibialis posterior verlaufen dorsal von der Tibia, die A. und V. peronaea getrennt von ihnen.

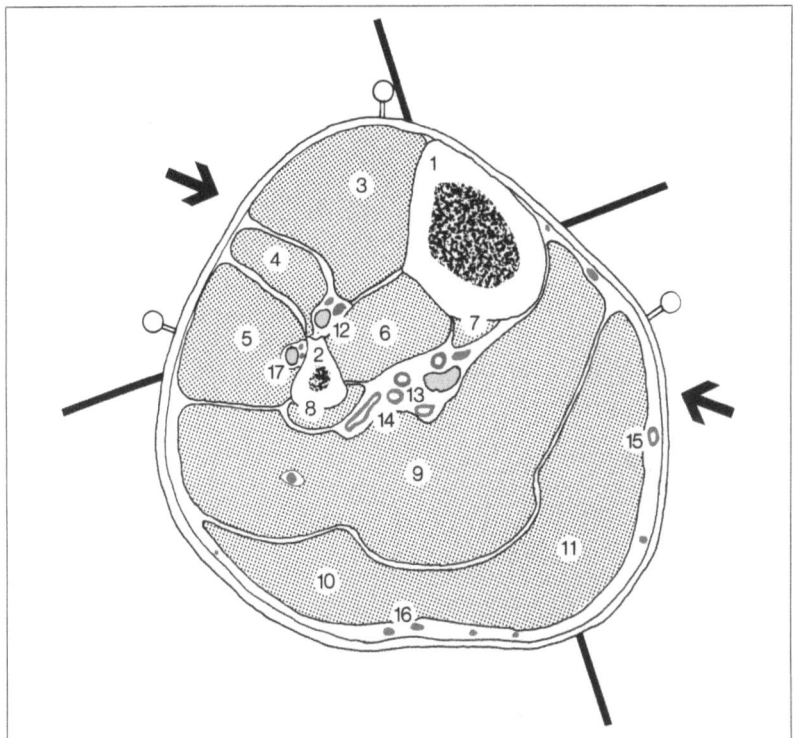

1 Tibia	10 M. gastrocnemius (Caput laterale)
2 Fibula	11 M. gastrocnemius (Caput mediale)
3 M. tibialis anterior	12 A. und V. tibialis anterior sowie N. peronaeus profundus
4 M. extensor digitorum longus	13 A. und V. tibialis posterior sowie N. tibialis
5 M. peronaeus longus	14 A. und V. peronaea
6 M. tibialis posterior	15 V. saphena magna
7 M. flexor digitorum longus	16 V. saphena parva
8 M. flexor hallucis longus	17 N. peronaeus superficialis
9 M. soleus	

Sichere Areale zur Transfixation. Sie sind breit und liegen ventrolateral und medial von der Tibia.

Hautzonen der sicheren Areale. Sie stellen zwei Zonen dar, die ventrolateral und dorsomedial bezüglich der Hilfslinien liegen.

- *Die ventrolaterale Zone* befindet sich zwischen der ventralen und lateralen Hilfslinie.

- *Die dorsomediale Zone* liegt zwischen der Mitte der medialen Tibiafläche und der Mitte des Caput mediale des M. gastrocnemius.

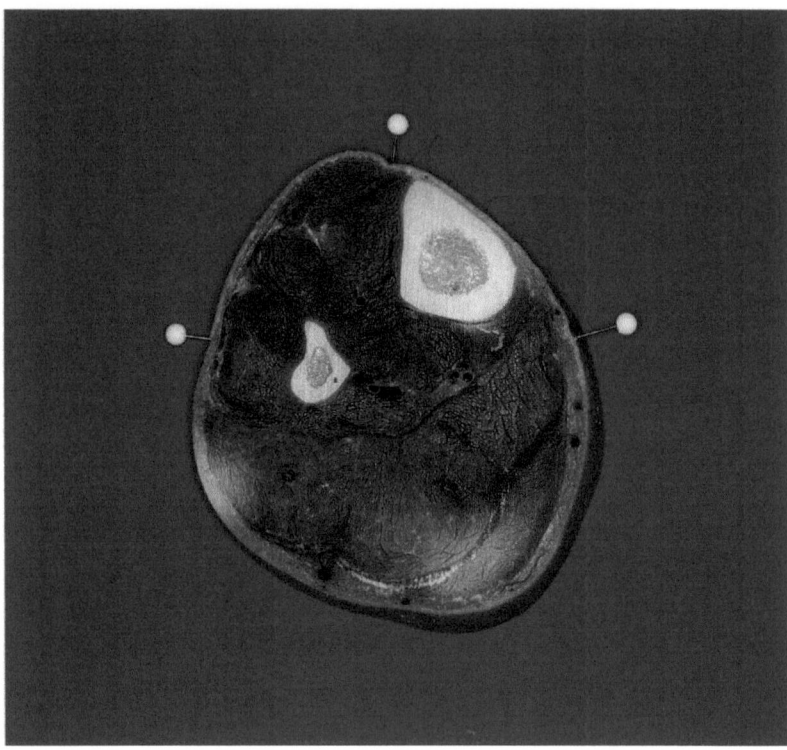

Querschnitt D 6

Knochen. Der Schnitt ist unmittelbar proximal von der Mitte der Tibiadiaphyse erfolgt.

Gefäße und Nerven. Die A. und V. tibialis anterior und der N. peronaeus profundus befinden sich in der Mitte des interossären Raums. Die A. und V. tibialis posterior und der N. tibialis verlaufen dorsal von der Tibia. Der N. peronaeus superficialis liegt zwischen den Mm. peronaeus longus und brevis.

Querschnitt D 6 109

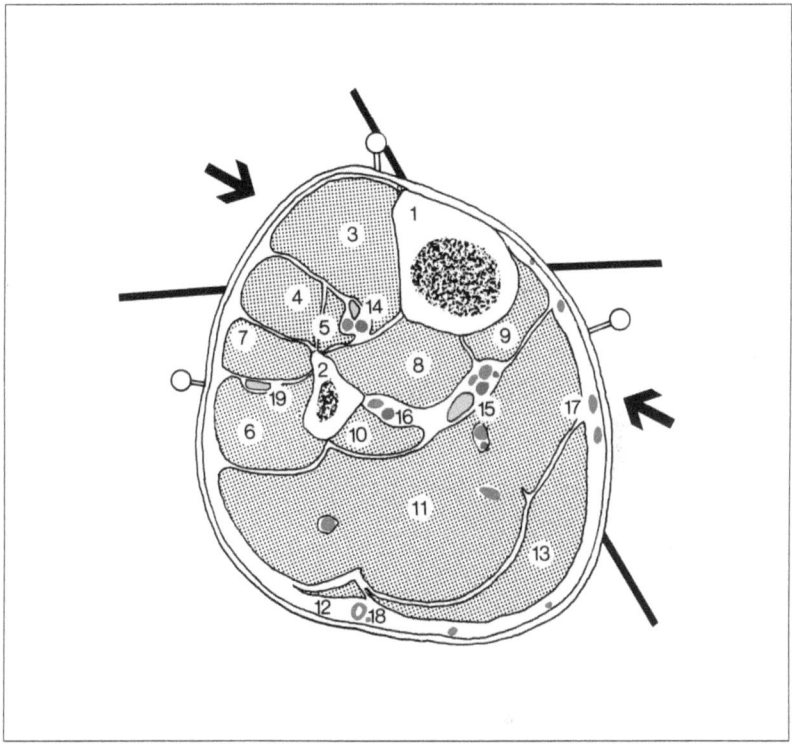

1 Tibia	11 M. soleus
2 Fibula	12 M. gastrocnemius (Caput laterale)
3 M. tibialis anterior	13 M. gastrocnemius (Caput mediale)
4 M. extensor digitorum langus	14 A. und V. tibialis anterior sowie N. peronaeus profundus
5 M. extensor hallucis longus	15 A. und V. tibialis posterior sowie N. tibialis
6 M. peronaeus longus	16 A. und V. peronaea
7 M. peronaeus brevis	17 V. saphena magna
8 M. tibialis posterior	18 V. saphena parva
9 M. flexor digitorum longus	19 N. peronaeus superficialis
10 M. flexor hallucis longus	

Sichere Areale zur Transfixation. Sie sind verschmälert und liegen ventrolateral und dorsomedial von der Tibia.

Hautzonen der sicheren Areale. Sie stellen zwei Zonen dar, die ventrolateral und dorsomedial bezüglich der Hilfslinien liegen.

- *Die ventrolaterale Zone* umfaßt die zwei ventralen Drittel der Fläche zwischen der ventralen und lateralen Hilfslinie.

- *Die dorsomediale Zone* liegt zwischen der Mitte der Medialfläche der Tibia und dem medialen Rand des Caput mediale des M. gastrocnemius.

110 Querschnitte des Unterschenkels

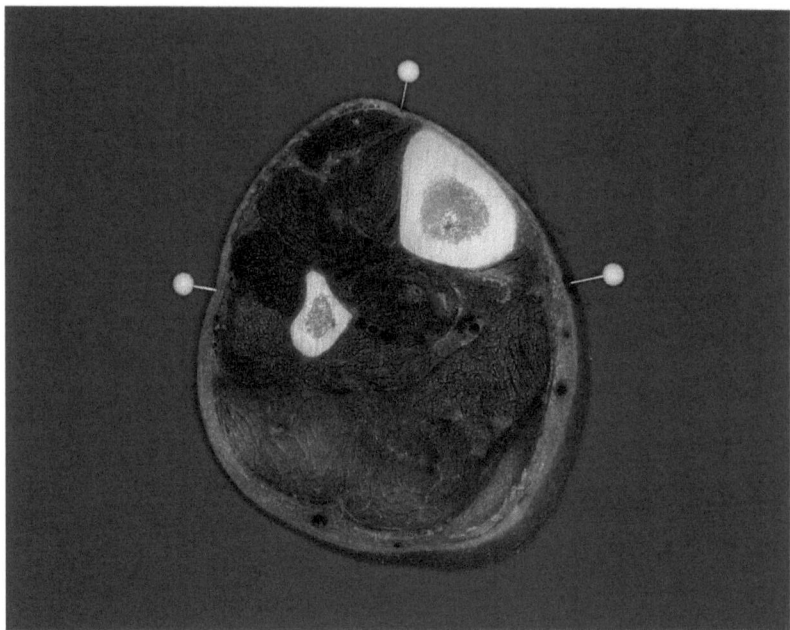

Querschnitt D 7

Knochen. Der Schnitt ist unmittelbar distal von der Mitte der Tibiadiaphyse erfolgt.

Gefäße und Nerven. Die A. und V. tibialis anterior und der N. peronaeus profundus befinden sich in der Mitte des interossären Raums. Die A. und V. tibialis posterior und der N. tibialis verlaufen dorsal von der Tibia. Der N. peronaeus superficialis liegt zwischen den Mm. peronaeus longus und brevis.

Querschnitt D 7   111

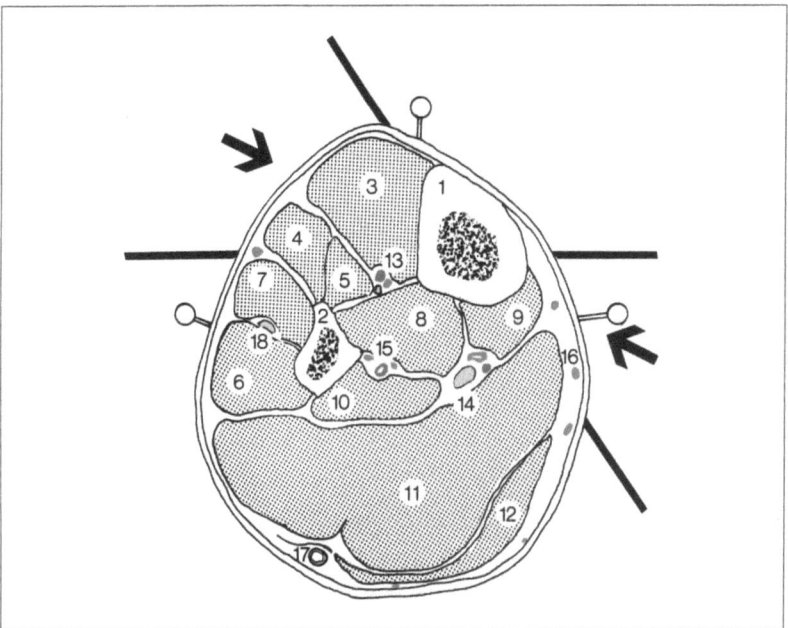

1 Tibia	10 M. flexor hallucis longus
2 Fibula	11 M. soleus
3 M. tibialis anterior	12 M. gastrocnemius (Caput mediale)
4 M. extensor digitorum longus	13 A. und V. tibialis anterior sowie N. peronaeus profundus
5 M. extensor hallucis longus	14 A. und V. tibialis posterior sowie N. tibialis
6 M. peronaeus longus	15 A. und V. peronaea
7 M. peronaeus brevis	16 V. saphena magna
8 M. tibialis posterior	17 V. saphena parva
9 M. flexor digitorum longus	18 N. peronaeus superficialis

Sichere Areale zur Transfixation. Sie sind weiter verschmälert und liegen ventrolateral und dorsomedial von der Tibia.

Hautzonen der sicheren Areale. Sie stellen zwei Zonen dar, die ventrolateral und dorsomedial bezüglich der Hilfslinien liegen.

- *Die ventrolaterale Zone* umfaßt die zwei ventralen Drittel der Fläche zwischen der ventralen und lateralen Hilfslinie.

- *Die dorsomediale Zone* erstreckt sich zwischen der Mitte der Medialfläche der Tibia und dem medialen Rand des Caput mediale des M. gastrocnemius.

112 Querschnitte des Unterschenkels

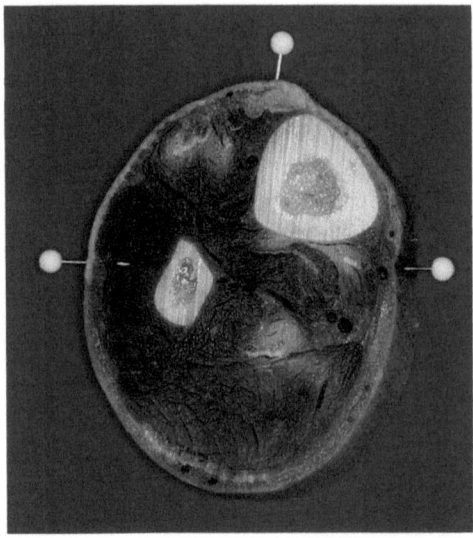

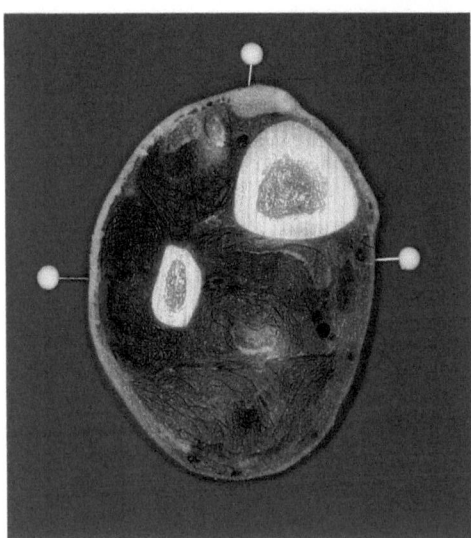

Querschnitte D 8 und D 9

Knochen. Diese zwei Schnitte sind auf beiden Seiten des Übergangs vom mittleren zum distalen Drittel der Tibiadiaphyse erfolgt. Die zwei Knochen liegen um 45° voneinander entfernt. Schnitt D 8 liegt proximal, Schnitt D 9 distal.

Gefäße und Nerven. Die A. und V. tibialis posterior und der N. tibialis bilden das stärkste neurovasculäre Bündel. Die anderen Gefäße und Nerven verlaufen von den Knochen weiter entfernt.

Querschnitte D 8 und D 9   113

1 Tibia
2 Fibula
3 M. tibialis anterior
4 M. extensor digitorum longus
5 M. extensor hallucis longus
6 M. peronaeus longus
7 M. peronaeus brevis
8 M. tibialis posterior
9 M. flexor digitorum longus
10 M. flexor hallucis longus
11 M. soleus
12 Achillessehne
13 A. und V. tibialis anterior sowie N. peronaeus profundus
14 A. und V. tibialis posterior sowie N. tibialis
15 A. und V. peronaea
16 V. saphena magna
17 V. saphena parva
18 N. peronaeus superficialis

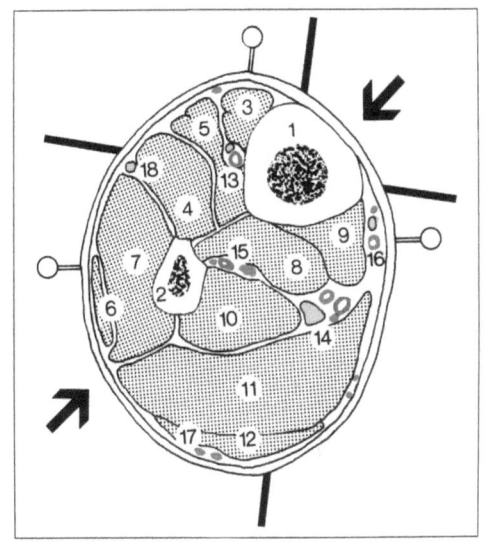

Sichere Areale zur Transfixation. Sie sind ausgedehnt und liegen ventrolateral und dorsolateral von der Tibia.

Hautzonen der sicheren Areale. Sie stellen zwei dorsomedial und ventromedial bezüglich der Hilfslinien liegende Zonen dar.

- Die breite *dorsolaterale Zone* umfaßt die Fläche zwischen dem ventralen Rand des M. peronaeus longus und der Mittellinie des M. triceps surae.

- Die schmale *ventromediale Zone* umfaßt die Fläche zwischen dem medialen Rand des M. tibialis anterior und der medialen Tibiakante.

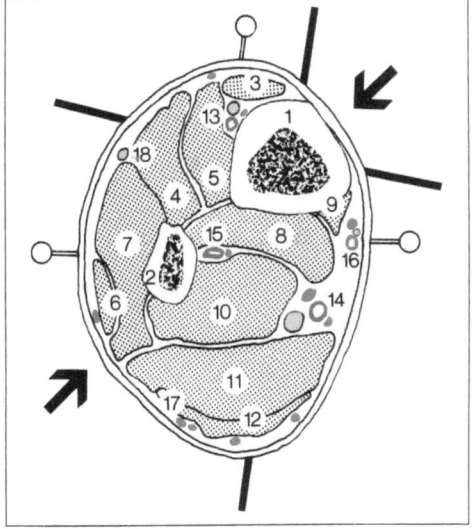

114   Querschnitte des Unterschenkels

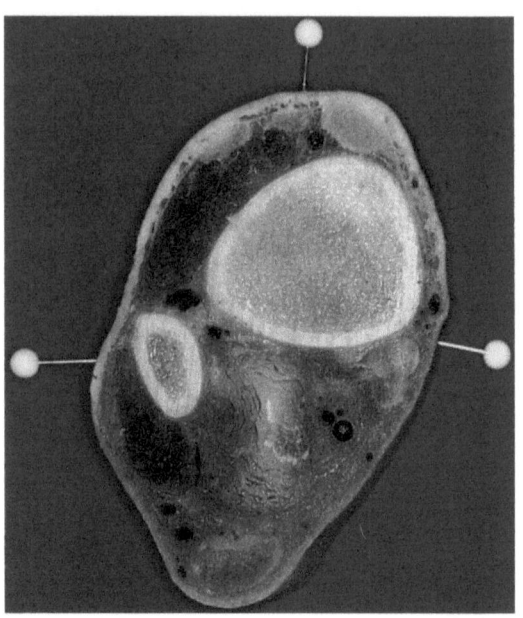

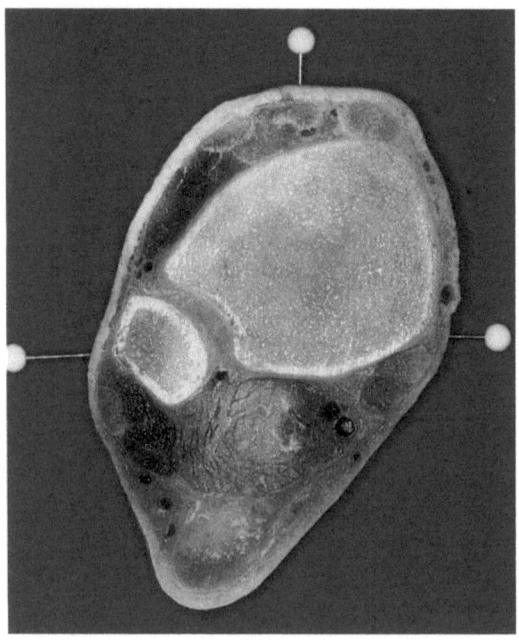

Querschnitte D10 und D11

Knochen. Diese 2 Schnitte zeigen die distale Metaphyse (D10) und Epiphyse (D11) der Tibia. Die zwei Knochen haben sich verbreitert und liegen in einem Winkel von 45° zueinander.

Gefäße und Nerven. Die A. und V. tibialis posterior und der N. tibialis verlaufen nahe an der Dorsalfläche der Tibia. Die A. und V. tibialis anterior laufen auf der Mitte der Ventralfläche der Tibiaepiphyse. Die dorsalen und ventralen Sehnen sollten bei der externen Fixierung geschont werden.

1 Tibia
2 Fibula
3 M. tibialis anterior
4 M. extensor digitorum longus
5 M. extensor hallucis longus
6 M. peronaeus longus
7 M. peronaeus brevis
8 M. peronaeus tertius
9 M. tibialis posterior
10 M. flexor digitorum longus
11 M. flexor hallucis longus
12 M. triceps surae (Achillessehne)
13 A. und V. tibialis anterior sowie N. peronaeus profundus
14 A. und V. tibialis posterior sowie N. tibialis
15 A. und V. peronaea
16 V. saphena magna
17 V. saphena parva

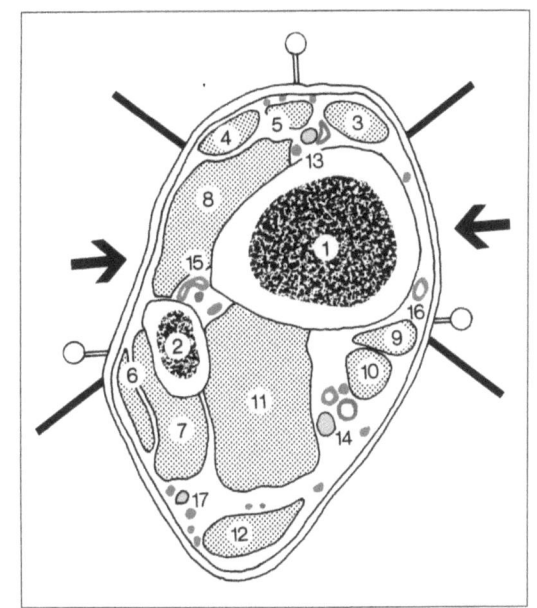

Sichere Areale zur Transfixation. Sie sind nur mäßig breit und liegen lateral und medial von der Tibia.

Hautzonen der sicheren Areale. Sie stellen zwei Zonen dar, die ventrolateral und ventromedial bezüglich der Hilfslinien liegen.

- Die ventrolaterale Zone umfaßt nicht ganz die Fläche zwischen der ventralen und der lateralen Hilfslinie und sie wird begrenzt vom lateralen Rand des M. extensor digitorum longus und der Lateralfläche der Fibulametaphyse.

- Die ventromediale Zone entspricht dem oberflächlichen Teil des distalen Tibiaendes zwischen den Sehnen der Mm. tibialis anterior und posterior.

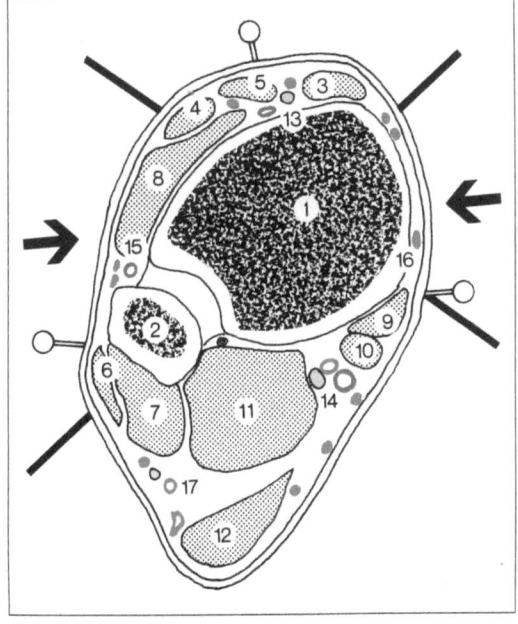

Zusammenfassung der sicheren Zonen des Unterschenkels

Die beschriebenen Hautzonen der zur Transfixation geeigneten Areale können zu Bändern zusammengesetzt werden, die sich um den Unterschenkel von proximal bis unmittelbar oberhalb der Knöchel herumziehen.

Proximale Epiphyse bis mittleres Diaphysendrittel (Schnitte D1-D7)

Der Unterschenkelumfang kann in vier abwechselnd sichere und gefährliche Bänder unterteilt werden, die sich den Schenkel herabziehen. In diesem Abschnitt, der etwas länger als die proximale Unterschenkelhälfte ist, verlaufen die Bänder in Längsrichtung. Das ventrolaterale Band (1) umfaßt die Fläche zwischen der ventralen und lateralen Hilfslinie. Das diametral gegenüberliegende dorsolaterale Band (2) umfaßt das Gebiet zwischen der Mitte der Medialfläche der Tibia und der Mitte des caput mediale M. gastrocnemius.

Distales Diaphysendrittel bis zur distalen Epiphyse (Schnitte D8-D11)

In diesem Bereich liegen die zwei Knochen in einem Winkel von 45° zueinander. Der N. tibialis und die A. und V. tibialis posterior bilden ein starkes Gefäß-Nerven-Bündel, während die anderen Gefäße und Nerven sich bereits verzweigt haben oder von geringem Umfang sind. Diese topographischen Verhältnisse verändern die Richtung und die Breite der sicheren Hautzonenbänder. Distal von der Diaphysenmitte an werden die Bänder schmäler und liegen mehr ventral. Sie verbreitern sich wieder in Höhe der Malleolen.

Die sicheren Hautzonen zur externen Fixierung des Unterschenkels werden als *ventrolaterales Band* (Band 1) und als *mediales Band* (Band 2) bezeichnet.

Die sicheren Zonen des Unterschenkels 117

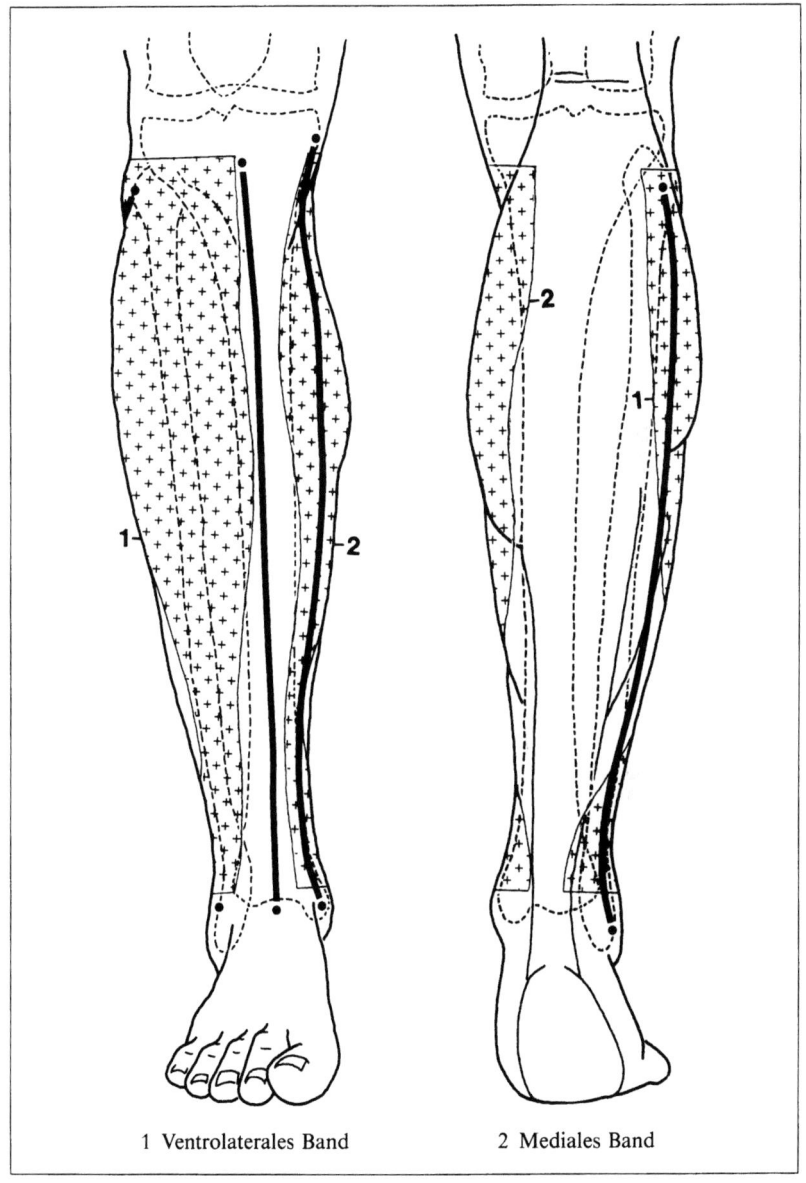

1 Ventrolaterales Band   2 Mediales Band

Computertomogramme des Unterschenkels

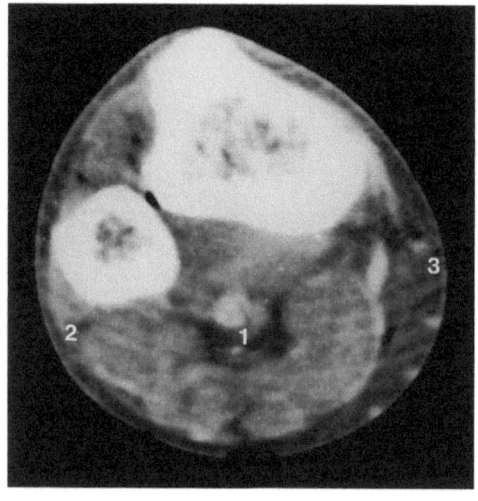

Proximale Epiphyse

1 A. und V. tibialis posterior und N. tibialis
2 N. peronaeus communis
3 V. saphena magna

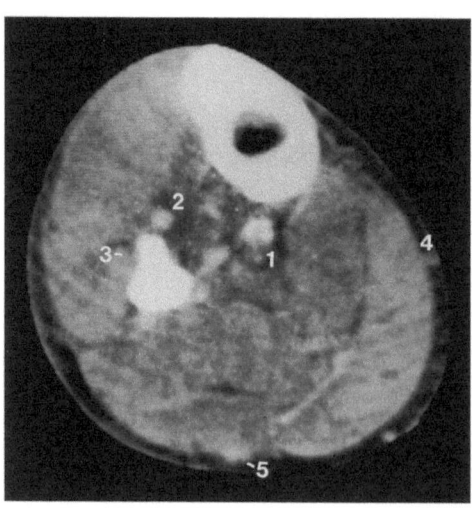

Proximale Diaphyse

1 A. und V. tibialis posterior und N. tibialis
2 A. und V. tibialis anterior
3 N. peronaeus superficialis
4 V. saphena magna
5 V. saphena parva

Computertomogramme des Unterschenkels 119

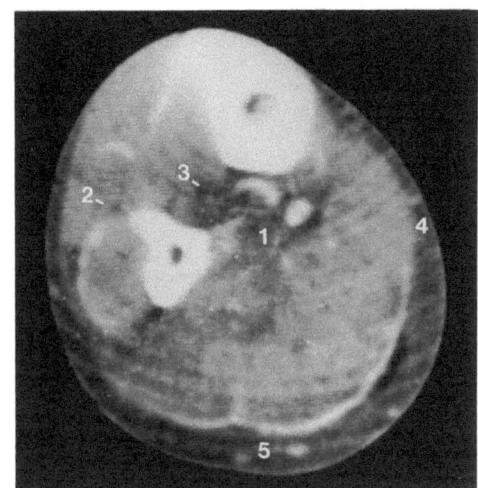

Mittlere Diaphyse

1 A. und V. tibialis posterior und N. tibialis
2 N. peronaeus superficialis
3 A. und V. tibialis anterior
4 V. saphena magna
5 V. saphena parva

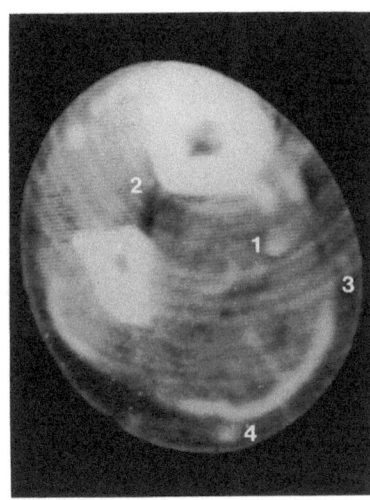

Distale Diaphyse

1 A. und V. tibialis posterior und N. tibialis
2 A. und V. tibialis anterior
3 V. saphena magna
4 V. saphena parva

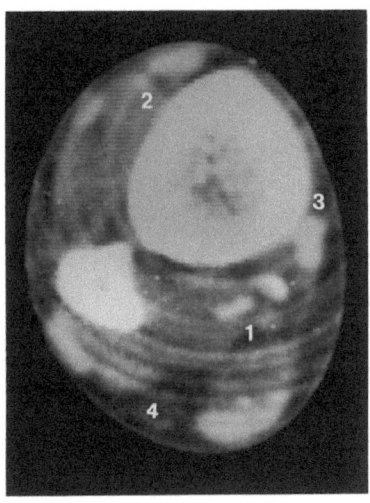

Distale Metaphyse

1 A. und V. tibialis posterior und N. tibialis
2 A. und V. tibialis anterior
3 V. saphena magna
4 V. saphena parva

Sachverzeichnis

Für jeden Extremitätenabschnitt sind die zusammengehörigen anatomischen Strukturen geordnet worden (Knochen, Gelenke, Nerven, Muskeln und Sehnen, Arterien und Venen).

Sachverzeichnis

Schulter und Oberarm

Knochen

Acromion	5
Clavicula	7
Costa I	7
Humerus	4–24, 26
Caput (Humeruskopf)	4, 7, 8
Collum chirurgicum	4, 12, 13
Epicondylus lateralis	4, 5, 24
Epicondylus medialis	4, 5, 22–24
Sulcus intertubercularis	7, 24
Trochlea	4, 22
Tuberculum major	4, 6, 7, 9
Tuberculum minor	4, 6–9, 24, 26
Olecranon	4, 22, 23
Processus coracoideus	6, 7
Scapula	7, 9, 11, 13
Collum	7

Gelenke

Articulatio acromioclavicularis	5
Articulatio cubiti (Ellbogengelenk)	22, 24, 27
Articulatio humeri (Schultergelenk)	6, 7, 9, 10, 24, 26

Muskeln und Sehnen

M. anconaeus	23
M. biceps brachii	7, 9, 11, 13, 15–17, 19, 21, 23, 24
Caput breve	9, 11, 13, 15, 17
Caput longum	7, 9, 11, 13, 15, 16, 24
M. brachialis	15–19, 21, 23, 24
M. brachioradialis	4, 16–19, 21, 23
M. coracobrachialis	9, 11, 13
M. deltoideus	4, 7, 9, 11, 13, 24
M. extensor carpi radialis brevis	23
M. extensor carpi radialis longus	21, 23
M. flexor carpi radialis	23
M. flexor carpi ulnaris	23
M. infraspinatus	9, 11, 13
M. latissimus dorsi	11, 13

Muskeln und Sehnen *(Fortsetzung)*

M. pectoralis major	7, 9, 11, 13
M. pectoralis minor	7, 9, 11, 13
M. pronator teres	23
M. scalenus anterior	7
M. serratus anterior	7, 9, 11, 30
M. subclavius	7
M. subscapularis	7, 9, 11, 13
M. supraspinatus	7
M. teres major	11, 13
M. teres minor	9, 11
M. trapezius	7, 9, 11
M. triceps brachii	11, 13, 15, 17, 19, 31
Caput laterale	13, 15, 17, 19
Caput longum	11, 13, 15, 17, 19
Caput mediale	15, 17, 19

Nerven

N. axillaris	11, 13
N. medianus	11, 13-24, 26, 27
N. musculocutaneus	13-21, 24, 26, 27
N. radialis	11, 13-24, 26, 27
N. ulnaris	11, 13-24, 26, 27
Plexus brachialis	6-10, 26
Fasciculus dorsalis	6-9
Fasciculus lateralis	6-9
Fasciculus medialis	6-9

Arterien

A. axillaris	6-11, 26
A. brachialis	5, 13-24, 26, 27
A. circumflexa humeri posterior	13
A. profunda brachii	14, 15

Venen

V. axillaris	6-11, 26
V. basilica	17, 19, 21, 23
V. brachialis	13-23, 26, 27
V. cephalica	7, 9, 11, 13, 15, 17, 19, 21, 23
V. circumflexa humeri posterior	13
V. profunda brachii	14, 15

Unterarm

Knochen

Humerus	31, 33
Epicondylus lateralis	31
Epicondylus medialis	31
Trochlea	33
Os pisiforme	31
Radius	30, 31, 33-37, 39, 41, 43-49, 51-56, 60, 62, 63
Caput (Radiuskopf)	30, 33, 60
Collum	30, 34, 60, 62
Processus styloideus	31
Ulna	30-56, 58, 60, 62, 63
Caput (Ulnakopf)	54, 55
Olecranon	31-33, 58, 62
Processus coronoideus	30
Processus styloideus	31, 54, 55

Gelenke

Articulatio radiocarpea (Radiocarpalgelenk)	30, 54, 56
Articulatio radioulnaris distalis (distales Radioulnargelenk)	30, 52, 54, 56
Articulatio radioulnaris proximalis (proximales Radioulnargelenk)	32

Muskeln und Sehnen

M. abductor pollicis longus	41, 45, 49, 53, 55
M. anconaeus	33
M. biceps brachii	32, 33, 35
M. brachialis	33, 35
M. brachioradialis	33-35, 37, 41, 45, 47-49, 51, 53
M. extensor carpi radialis brevis	33, 35, 37, 38, 41, 45, 49, 53, 55
M. extensor carpi radialis longus	33-35, 37, 41, 45, 49, 53, 55
M. extensor carpi ulnaris	33, 35, 37, 41, 45, 49, 51, 53, 55
M. extensor digiti minimi	35, 37, 41, 45, 49, 53, 55
M. extensor digitorum communis	33, 35, 37, 41, 42, 45, 49, 53, 55
M. extensor indicis	45, 49, 53, 55
M. extensor pollicis brevis	45, 49, 53, 55

Muskeln und Sehnen *(Fortsetzung)*

M. extensor pollicis longus	45, 49, 53, 55
M. flexor carpi radialis	33, 35, 37, 41, 45, 49, 53, 55
M. flexor carpi ulnaris	33, 35, 37, 38, 41, 42, 45, 48, 49, 53, 55, 58
M. flexor digitorum profundus	37, 41, 45, 49, 53, 55
M. flexor digitorum superficialis	33, 35, 37, 41, 45, 49, 53, 55
M. flexor pollicis longus	41, 45, 49, 53, 55
M. pronator quadratus	49, 53
M. pronator teres	33, 35, 37, 41
M. supinator	34, 35, 37

Nerven

N. medianus	32-35, 37, 40, 41, 44, 45, 49, 52, 53, 55, 62, 63
N. radialis	32-35, 37, 40, 41, 44, 46, 47, 62
Ramus profundus	34, 35, 37, 40, 41, 44, 46, 47
Ramus superficialis	34, 35, 37, 40, 41
N. ulnaris	32-37, 40, 41, 44-46, 48, 49, 52, 53, 55, 62, 63

Arterien

A. brachialis	32-35, 62
A. radialis	36, 37, 40, 41, 44, 45, 48, 49, 52, 53, 55, 60, 62, 63
A. ulnaris	36, 37, 40, 41, 44, 45, 48, 49, 52, 53, 55, 62, 63

Venen

V. brachialis	32, 33, 35, 62
V. radialis	37, 40, 41, 44, 45, 48, 49, 52, 53, 55, 63
V. ulnaris	37, 40, 41, 44, 45, 48, 49, 52, 53, 55, 63

Oberschenkel

Knochen

Femur	66-87, 89, 90
Collum	66, 68, 69
Condylus medialis	67
Linea aspera	76
Trochanter major	66-69, 90
Trochanter minor	66, 70, 71
Fibula	67
Caput	67
Os ischii	68, 69
Os pubis	67-69
Tuberculum	67
Patella	66, 67
Spina iliaca anterior superior	67

Gelenke

Articulatio genus (Kniegelenk)	86-89
Bursa suprapatellaris	86-89

Muskeln und Sehnen

M. adductor brevis	71, 73, 75, 77, 79
M. adductor magnus	71, 73, 75, 77, 79, 81, 83, 85, 87, 89
M. adductor longus	71, 73, 75, 77, 79, 81
M. articularis genus	87
M. biceps femoris	71, 73, 75, 77, 79, 81, 83, 85, 87-89
Caput breve	77, 79, 81, 83, 85
Caput longum	71, 73, 75, 77, 79, 81, 83, 85
M. glutaeus maximus	69, 71, 73
M. gracilis	67, 71, 73, 75, 77, 79, 81, 83, 85, 87, 89
M. iliopsoas	69, 71
M. obturator externus	69
M. obturator internus	69
M. pectineus	69, 71, 73
M. quadratus femoris	69
M. quadriceps femoris	87, 89
M. rectus femoris	69, 71, 73, 75, 77, 79, 81, 83, 85
M. sartorius	68, 69, 71, 73-77, 79, 81, 83, 85, 87, 89, 90
M. semimembranosus	71, 73, 75, 77, 79, 81, 83, 85, 87, 89

Muskeln und Sehnen (Fortsetzung)

M. semitendinosus	69, 71, 73, 75, 77, 81, 83, 85, 87, 89
M. tensor fasciae latae	69, 71
Tractus iliotibialis	73
M. vastus intermedius	69, 71, 73, 75, 77, 79, 81, 83, 85
M. vastus lateralis	69, 71, 73, 75, 77, 79, 81, 83, 85, 87, 89
M. vastus medialis	71, 73, 75, 77, 79, 81, 83, 85, 87, 89

Nerven

N. femoralis	68-70
N. ischiadicus	68-86, 90, 92, 93
N. peroneus communis	86-89, 93
N. tibialis	86-89, 93

Arterien

A. femoralis	68-85, 90, 92, 93
A. perforans	73
A. poplitea	86-89, 93
A. profunda femoris	70-78, 90, 92

Venen

V. femoralis	68-85, 90, 92, 93
V. perforans	73
V. poplitea	86-89, 93
V. profunda femoris	70-78, 90, 92
V. saphena magna	71, 73, 75, 77, 79, 81, 83, 85, 87, 92, 93

Sachverzeichnis

Unterschenkel

Knochen

Fibula	97-105, 107, 109, 111, 113, 115, 116
Caput (Fibulakopf)	97-99
Collum	100, 101
Malleolus lateralis	96, 97, 116
Tibia	96-116
Malleolus medialis	96, 97, 116
Tuberositas	96, 97, 99, 101, 102, 103

Gelenke

Articulatio tibiofibularis proximalis (proximales Tibiofibulargelenk)	96, 98, 99, 100
Ligamentum collaterale tibiale	99, 101, 103
Ligamentum patellae	99

Muskeln und Sehnen

M. extensor digitorum longus	99-101, 103, 105, 107, 109, 111, 113
M. extensor hallucis longus	109, 111, 113, 115
M. flexor digitorum longus	105, 107, 109, 111, 113, 115
M. flexor hallucis longus	105, 107, 109, 111, 113, 115
M. gastrocnemius	99, 101, 103, 105, 107, 109, 111, 116
Caput laterale	99, 101, 103, 105, 107, 109
Caput mediale	99, 101, 103, 105, 107, 109, 111, 116
M. gracilis	99, 101, 103
M. peronaeus brevis	108-111, 113, 115
M. peronaeus longus	101, 103-105, 107-111, 113, 115
M. popliteus	99, 101, 103
M. sartorius	99, 101, 103
M. semitendinosus	99, 101
M. soleus	99, 101, 103, 105, 107, 109, 111, 113
M. tibialis anterior	99-101, 103, 105, 107, 109, 111, 113, 115
M. tibialis posterior	103, 105, 107, 109, 111, 113, 115
M. triceps surae	113, 115
Tendo calcaneus (Achillessehne)	113, 115

Nerven

N. peronaeus communis	98-113, 118
N. peronaeus profundus	102, 104-111, 113, 115
N. peronaeus superficialis	102, 104-111, 113, 115
N. tibialis	98-116, 118, 119

Arterien

A. peronaea	104-107, 109, 111, 113, 115
A. poplitea	98-100, 102
A. tibialis anterior	100-111, 113-115, 118, 119
A. tibialis posterior	101-116, 118, 119

Venen

V. peronaea	104-107, 109, 111, 113, 115
V. poplitea	98-100, 102
V. saphena magna	99, 101, 103, 105, 107, 109, 111, 113, 115, 118, 119
V. saphena parva	99, 101, 103, 105, 107, 109, 111, 113, 115, 118, 119
V. tibialis anterior	100-115, 118, 119
V. tibialis posterior	101, 116, 118, 119

B. G. Weber, F. Magerl

Fixateur externe

AO - Gewindespindel-Fixateur
Wirbel - Fixateur externe

Mit einem Kapitel von C. Brunner
1985. 362 zum Teil farbige Abbildungen. XII, 373 Seiten.
Gebunden DM 298,-. ISBN 3-540-13214-7

In diesem Buch werden Biomechanik und Klinik des Gewindespindel-Fixateur externe der Arbeitsgemeinschaft für Osteosynthesefragen sowie der von F. Magerl entwickelte und bisher noch wenig bekannte Wirbel-Fixateur externe beschrieben. Die Darstellung des Wirbel-Fixateur externe und dessen Möglichkeiten der Anwendung sind ein Meilenstein in der Orthopädischen Chirurgie und verpflichten jeden Orthopädischen Chirurgen und Traumatologen zu eingehendem Studium.
Insgesamt wird die Applikation des Fixateur externe nicht nur in der Behandlung von Frakturen, sondern in der gesamten Orthopädie und Chirurgie des Bewegungsapparates erörtert.
Der Gewindespindel-Fixateur externe, der Nachfahre des ursprünglichen Druck-Fixateur externe von John Charnley, besitzt gegenüber anderen Systemen außerordentlich günstige mechanische Eigenschaften. Er erlaubt variable Konstruktionen von unterschiedlicher Steifigkeit und außerordentlicher Festigkeit, so daß mit einem Minimum an Elementen ein Maximum an Festigkeit erzielt werden kann.

G. Hierholzer, M. Allgöwer, T. Rüedi

Fixateur-externe-Osteosynthese

Rohrsystem der Arbeitsgemeinschaft für Osteosynthesefragen

1985. 57 Abbildungen in 104 zum Teil zweifarbigen Einzeldarstellungen. V, 100 Seiten. Gebunden DM 86,-. ISBN 3-540-13519-7

Dieses Buch behandelt die Grundlagen, Indikationen und Technik der Fixateur-externe-Osteosynthese mit dem Rohrsystem der Arbeitsgemeinschaft für Osteosynthesefragen. Der Vorteil dieser Methode besteht darin, daß zur Montage der verschiedenen Modelle nur vier Grundelemente erforderlich sind. Somit stellt sie eine wertvolle Ergänzung zu den Standardmethoden der Platten- und Nagel-Osteosynthese dar. Das System ist einfach und vielseitig anwendbar und ein geeignetes Behandlungsverfahren für besonders problematische Frakturen.

Springer-Verlag
Berlin Heidelberg New York
London Paris Tokyo

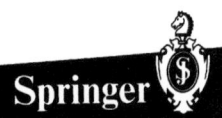

*This is a book on the **why**, the **where**, the **when**, and the **how** of modern fracture treatment*

J. Schatzker, M. Tile

The Rationale of Operative Fracture Care

1987. 406 figures in 1163 separate illustrations. Approx. 440 pages.
Prepublication price until August 31st, 1987:
Hard cover DM 348,-. ISBN 3-540-10675-8

Contents: General Aspects of Stable Fixation. – Fractures of the Upper Extremity. – Fractures of the Pelvis and Acetabulum. – Fractures of the Lower Extremity. – Subject Index.

This book describes the authors' philosophy of fracture treatment and the criteria by which in any one case they chose either closed or open treatment, two no longer opposing but rather complementary methods. Numerous factors are taken into consideration, such as the patient's age, life style, and expectations, and the surgeon's skill, environment and support group. All stages of treatment are fully discussed: pre-operative planning, technical factors, and post-operative details. Both early and late complications and their most effective treatment are also dealt with.

Springer-Verlag
Berlin Heidelberg New York
London Paris Tokyo

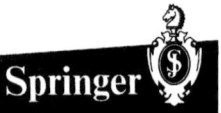

MIX
Papier aus verantwortungsvollen Quellen
Paper from responsible sources
FSC® C105338

If you have any concerns about our products,
you can contact us on
ProductSafety@springernature.com

In case Publisher is established outside the EU,
the EU authorized representative is:
**Springer Nature Customer Service Center GmbH
Europaplatz 3, 69115 Heidelberg, Germany**

Printed by Libri Plureos GmbH
in Hamburg, Germany